Autorin/Zusammenstellung: Har Darshan Kaur Neubauer
Co-Autor: Sat Hari Singh
Zeichnungen: Fateh Kaur Nijhof
Layout/Produktion/Satz: Sat Nam Media

www.yogipress.de
ISBN 3-9805039-4-1

Yoga für Frauen

mit Yogi Tipps & Inspirationen für Frauen
aus dem Kundalini Yoga, wie es von
Yogi Bhajan gelehrt wurde

Yoga für Frauen

Uraltes Wissen für die heutige Zeit

Die hier vorgestellten Übungen und Tipps sind eine praktische Hilfe für Frauen, die den Alltag gesund, glücklich und würdevoll erleben möchten.
Sie fördern die Entwicklung von Selbstbewusstsein und Vertrauen in die eigene Kraft. Außerdem sind sie sehr effektiv und benötigen nicht viel Zeit.

Das yogische Wissen dazu stammt aus der jahrtausende alten Wissenschaft des **Kundalini Yoga** und wurde von Yogi Bhajan erstmals 1969 in den Westen gebracht und unterrichtet.
Yogi Bhajan war dabei die Unterstützung und Inspiration der Frauen stets ein besonderes Anliegen.
Er selbst wurde stark durch seine eigene Mutter geprägt, die eine sehr starke und anmutige Frau gewesen ist.

Dieses Buch bietet eine kleine Auswahl von Yogi Bhajans Lehren. Mögen sie die Leserin ermutigen und inspirieren.

"Solange die Frau auf der Welt nicht respektiert wird, gibt es keinen Frieden auf Erden."

Yogi Bhajan

Warum Frauen Yoga lieben

Yoga macht Spaß.

Yoga gibt Selbstbewusstsein.

Yoga ist gut gegen Stress.

Yoga macht gesund und schön.

Yoga schenkt innere Ruhe.

Yoga fördert die Intuition.

Yoga stärkt die Nerven.

Yoga öffnet das Herz.

Yoga verbessert die Konzentrationsfähigkeit.

Yoga bringt uns in unsere Mitte.

Yoga verbindet uns mit unserer Seele.

Yoga inspiriert uns dazu, liebevoll in der Welt zu wirken.

Inhaltsverzeichnis

Die Mondfrau

Folge dem Ruf deines Herzens

Intuition

Fit und gesund durch den Alltag

Anhang

Praktische Hinweise

- Praktiziere die Übungen mit leerem Magen, also circa 2 Stunden nach der letzten Mahlzeit.
- Die besten Zeitpunkte zum Üben sind die frühen Morgen- oder Abendstunden. So kannst du dich auf den Tag einstimmen bzw. ihn ausklingen lassen und verarbeiten.
- Trage bequeme, nicht einengende Kleidung, am besten aus Naturmaterialien.
- Yoga setzt Reinigungsprozesse in Gang. Deshalb trinke bitte viel hochwertiges Wasser während und nach den Übungen.
- Für schwangere Frauen gibt es Schwangerschaftsyoga*.
- Menstruierende Frauen sollten sich nicht überfordern und weder Feueratem noch schwere Bauchübungen ausführen.
- Wähle dir für die Übungen einen Ort, der dir am Herzen liegt und gestalte ihn dir so, dass du dich dort wohl fühlst.

* Weitere Informationen im Anhang

Einstimmung

Beim Yoga betrittst du eine andere Form des Bewusstseins. Äußerlich gehst du dazu in einen besonderen Raum, der dir Ruhe und Schutz gegenüber Störungen geben soll. Zur inneren Vorbereitung singe das folgende Mantra drei Mal:

Ong Namo Gurudev Namo

Ong steht für den unendlichen, kreativen Aspekt des Universums, der alles durchdringt. Rufst du diese Energie an, so wird deine eigene schöpferische Seite angeregt.

Gurudev repräsentiert die göttliche Weisheit, die uns den Weg vom Dunkeln (Gu) zum Licht (Ru) weist.

Namo bedeutet: "ich begrüße", oder: "ich verneige mich".

Zur Einstimmung kannst du in eine neutrale Haltung kommen, indem du beide Handflächen vor dem Herzen zusammenbringst. Atme vor jedem Mal tief und kräftig ein, und singe das Mantra jeweils in einem Atemzug.

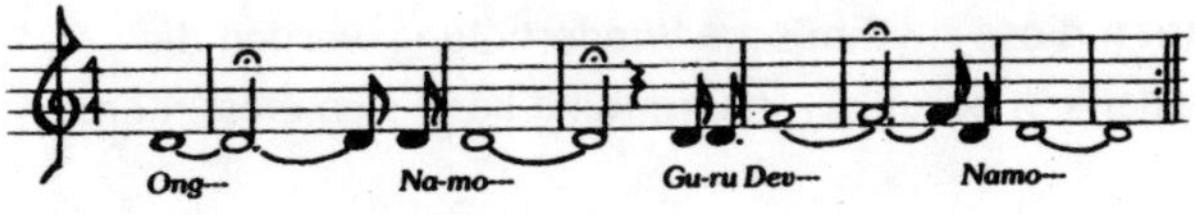

Den Fluss der Gedanken beruhigen

Die Gedanken werden oft mit den Wellen des Meeres verglichen. Sie treiben uns Menschen umher.
Eine Gedankenwelle folgt auf die andere.
Ihr ununterbrochener Strom hindert uns daran, zur Ruhe zu kommen und uns selbst intensiver wahrzunehmen.
Erst wenn das Spiel der Wellen sich beruhigt, wird es möglich, tiefer auf den Grund unseres eigenen Selbst hinabzuschauen.

Um dies zu erreichen, konzentriere dich beim Yoga und auch während der Übungen auf den Atem.
Bestimmte Atemtechniken werden mit bestimmten Übungsabläufen verbunden, um die Flut der Gedanken zu kanalisieren und zu beruhigen.

Eine weitere Methode der Gedankenkontrolle besteht in der Verbindung von Atem, Übung und Mantra.
Das Mantra, welches wir im Kundalini Yoga am häufigsten verwenden, ist: **SAT NAM.**
Mit dem Einatmen denke **SAT**, und mit dem Ausatmen denke **NAM.**

Durch diese rhythmische Wiederholung werden die Gedanken beruhigt, innere Ruhe kann sich einstellen.

Ausklang

Zum Abschluss einer Yogastunde ist es üblich, ein kleines Lied zu singen:

"May the long time sun shine upon you,
All love surround you,
And the pure light within you,
Guide your way on."

Du kannst es auch sprechen, flüstern oder eine eigene Melodie dafür erfinden.
Mit dieser Segnung gibst du weiter, was du im Yoga erfahren hast, und teilst es mit anderen.

Danach kommst du zum Abschluss, indem du drei Mal das Mantra **SAT NAM** singst:
Dabei wird **SAT** sehr lang und **NAM** nur kurz gesungen, etwa 8 Teile "**Saaaaaaaat**", und 1 Teil "**Nam**".

"Sat Nam" bedeutet wörtlich "Wahrer Name" bzw. "Wahre Identität" und bezieht sich auf dein innerstes Selbst, welches du im Mantra noch einmal anklingen lässt, um dich noch möglichst lange daran zu erinnern.

Langer und tiefer Atem
Tiefes Atmen – tiefe Erfahrungen

Bei Kleinkindern und Menschen aus Naturvölkern ist er noch zu finden: ein langer und tiefer Atem.
Diese natürliche Atemweise ist ansonsten selten geworden.
Beobachten wir unseren normalen Atem, werden wir feststellen, dass er wohl eher flach und oberflächlich ist: Ausdruck eines zivilisierten, unruhigen Lebens, das sich möglicherweise zu sehr entäußert hat?
Zu flaches Atmen führt zu einer Einschränkung unserer Fähigkeit zu fühlen und uns lebendig zu fühlen.

Im Yoga ist die Beachtung des Atems unverzichtbar.
Wir praktizieren die Übungen mit langem und tiefem Atem oder anderen Atemtechniken, so dass wir entspannen und ruhig und gelassen werden.
Auf der anderen Seite führen uns die Übungen selbst von ganz alleine zu vertieftem Atem.

Probiere einmal nur durch das linke Nasenloch zu atmen, was beruhigende, kühlende Mondenergie zuführt. Oder atme nur durch das rechte Nasenloch, was anregende, aktivierende Sonnenenergie schenkt. Blockiere dafür jeweils das andere Nasenloch mit dem Daumen oder einem Finger, und sitze in aufrechter Haltung mit gerader Wirbelsäule.

Der Feueratem
Das Feuer des Lebens anfachen

Feueratem ist eine kräftige und schnelle Art des Atems. Diese Atemtechnik reinigt das Blut und kräftigt das Energiesystem des Körpers. Feueratem ist sehr empfehlenswert für Frauen, weil es ihre Körpermitte stärkt und Kraft schenkt.

Ausführung:

Sitze mit gerader Wirbelsäule, ziehe das Kinn ein wenig ein, damit die Nackenwirbelsäule gerade ist und halte eine Hand auf dem Bauch, direkt unterhalb des Bauchnabels.

Atme ein, fühle die Wölbung des Bauches und atme nahezu ruckartig aus und ziehe den Bauch dabei ein. Die Einatmung erfolgt dann automatisch. Fahre so fort und werde langsam schneller.

Etwas Übung ist erforderlich, zumal, wenn diese Art der Atmung mit den Yogaübungen verbunden wird.

Feueratem macht sehr viel Spaß und facht das Lebensfeuer an. Du hast das Gefühl, als würden deine Nasenlöcher anfangen zu brennen, aber du wirst dich wunderbar fühlen, energetisch, voller Lebenskraft. Deswegen mach' es immer mit einem Lächeln auf den Lippen!

Entspannung

Je entspannter wir Frauen sind, desto leichter können wir mit unserem eigenen Selbst in Verbindung sein.
Also bitte zwischen den einzelnen Übungen Zeit zum Nachspüren und Entspannen lassen.

Nach einem ganzen Set von Yogaübungen entspannen wir uns länger in einer speziellen Entspannungsposition: Lege dich dazu auf den Rücken und ziehe das Kinn leicht zum Brustkorb, so dass der Kopf sehr gerade, aber entspannt ist. Die Fersen liegen aneinander, die Arme am Körper und die Handflächen sind nach oben geöffnet.
Stelle dir vor, wie alle Spannung dich verlässt.
Gehe dabei im Geist durch jedes einzelne Körperteil, betrachte dies einen kleinen Moment, und lasse dann alle Spannungen in diesem Bereich los. Beginne bei den Fußspitzen, bis hinauf zu den Haaren. Dauer: ca. 10 Minuten.

Kundalini Yoga kann Blockaden lösen, Energien zum Fließen bringen und Selbstheilungsprozesse auslösen.
All das wird in der Entspannung harmonisiert und ausgeglichen. Deswegen genieße sie, gönne sie dir.

Komme aus der Entspannung zurück, indem du dich dehnst und streckst, Hände und Füße aneinander reibst und dann auf der Wirbelsäule vor und zurück rollst, wobei du die Knie vor dem Brustkorb mit den Armen fest umschließt.

Eine ruhige, meditative Musik kann eine Entspannung gut unterstützen.

Frau sein – auf der Suche nach unserem weiblichen Wesen

Als kleine Mädchen wurden wir nur geliebt, wenn wir lieb und nett waren. Als Schülerinnen wurden wir nur akzeptiert, wenn wir gute Leistungen brachten.
Als Frauen werden wir geliebt, wenn wir so sind, wie die Männer es sich wünschen.
Die Werbung will uns vorschreiben, wie wir auszusehen haben. Bei der Arbeit müssen wir uns anpassen.
Wie schwer ist es dann, bei all diesen Anforderungen und Erwartungen unser innerstes weibliches Wesen, unsere eigene Seele, leben zu können!?

Um unser Potential als Frau voll entfalten zu können, müssen wir Verantwortung für unser Leben übernehmen und alte Glaubensmuster, die uns nicht wirklich dienlich sind, hinter uns lassen. Wir sind nicht abhängig von den Erwartungen und Meinungen anderer, und auch nicht die armen Opfer irgendwelcher schwierigen Umstände.
Jede Frau hat die Möglichkeit, sich mit ihrem spirituellen Selbst zu verbinden. Von dort erhält sie die nötige Kraft und Inspiration, die sie braucht, um ihre Einzigartigkeit zu erfahren, und ihre Potentiale entwickeln zu können.

Gehe tief in dich hinein und stelle dir folgende Fragen:

Was ist meine tiefste Wahrheit?
Was ist die Leidenschaft meiner Seele?
Wer bin ich?
Wozu bin ich hier?

Sei gut zu dir selbst!

Mache ich meiner Freundin ein Kompliment, antwortet sie: "Aber hast du schon meine Falten am Hals gesehen?" Wenn ich ganz genau hinschaue, kann ich tatsächlich ein paar Fältchen entdecken. Aber ist es nicht traurig, dass wir immer nur auf unsere kleinen Fehler sehen?

Welche Frau kann schon Komplimente annehmen? Wir vergleichen uns mit anderen, bewundern deren Schönheit und Talente. Wir lehnen uns selbst ab und sind blind für unsere eigenen Qualitäten.

Schönheitschirurgen und Kosmetikindustrie leben von unserer Unsicherheit. Dabei brauchen wir keine Kosmetik. Wir brauchen ein anderes Bewusstsein. Wir sind schön. Jede von uns auf ihre besondere, einmalige, geradezu kosmische Weise.
Yoga kann uns dafür die Augen öffnen.

***"Du bist du.
Die Schönheit dieser Wahrheit ist mehr als der Tod, mehr als das Leben und mehr als alles andere."***

Yogi Bhajan

Wolken vor der Seele

Das Wesen unserer Seele ist göttlich, sie ist Wahrheit, Bewusstheit und Glückseligkeit.
Unser alltägliches Leben ist jedoch von Stress und Sorgen geprägt. Unter diesem Druck fühlen wir uns selbst nicht mehr. Es ist so, als wären wir nicht mehr mit unserer eigenen Seele verbunden. Wir erleben uns als abgetrennt, verlassen und einsam, wie eine Nussschale auf dem Ozean. Wolken haben sich vor die Sonne geschoben und lassen das Sonnenlicht nicht mehr hindurch.

Wenn wir dem Yoga einen kleinen Platz in unserem Leben einräumen, werden wir lernen, den Kontakt mit unserer Seele auch in den geschäftigen Stunden des Tages halten zu können. Wir eignen uns ein Bewusstsein an, das uns hilft, zu entspannen. Entspannt finden wir Kontakt zu unserer Seele.

So können wir aufhören, Glück und Bestätigung im Außen zu suchen. Die Sonne in unserem Inneren kann nach außen strahlen und geben, was wir alle brauchen:
Harmonie, Gleichmut, Stärke, Inspiration, Gelassenheit, tiefes Vertrauen und Liebe.

Wir sind alle ein Teil des unendlichen Bewusstseins.

Ich bin

Meditation zur Selbstfindung

Sitze in meditativer Haltung. Du kannst auf dem Boden mit überkreuzten Beinen sitzen, oder auf einem Stuhl. Wichtig ist, dass du die Wirbelsäule gerade hältst. Schließe die Augen und spüre in dich hinein.

Die rechte Hand ruht auf dem rechten Knie, der Daumen und der Zeigefinger berühren sich und formen einen Kreis: das **Gyan Mudra**.
Die Handfläche der rechten Hand zeigt dabei nach aussen. Der linke Arm ist angewinkelt und zeigt zum Körper. Halte die linke Handfläche circa 20 cm vor dem Herzen, mit der Handfläche zum Körper.

Atme ein und sage: **Ich bin** und bringe die linke Handfläche 10 cm näher zum Körper.

Sage: **Ich bin** und entferne die linke Hand nun insgesamt etwa 40 cm vom Körper.

Bewege die Hand in die Ausgangshaltung zurück (wieder circa 20 cm vor dem Herzen), atme wieder ein und beginne den Zyklus von neuem.
Die rechte Hand ruht dabei stets auf dem rechten Knie.

Vertiefe dich 11 Minuten in diese meditative Selbstbesinnung. Danach lege beide Hände auf die Knie und spüre in dich hinein. Erfreue dich an deinem Sein.

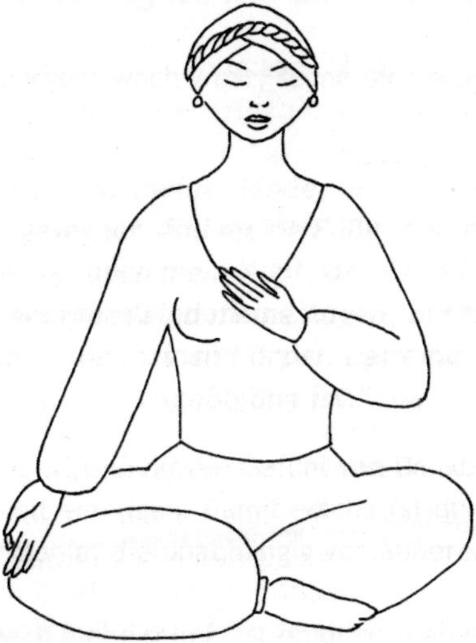

In unserer Kultur werden Äußerlichkeiten wie Leistung, Schönheit und Erfolg meistens höher bewertet als das Sein an sich. Wirkliches Glück können wir jedoch nur in unserem Inneren finden.
Dich selbst zu spüren und wahrzunehmen, dass du bist, die du bist, scheint etwas Selbstverständliches sein.
Aber vielleicht machst du die schöne und überraschende Erfahrung, dich auf einer tieferen Ebene neu zu entdecken.
Wirkliche Schönheit und Anmut kommen von innen.
Eine Frau, die bei sich selbst angekommen ist und deren Seele von innen nach außen strahlt, hat eine starke Anziehungskraft.

Adi Shakti

Das Symbol der Adi Shakti besteht aus drei Teilen: Der kreisförmige Ring in der Mitte des Symbols – ohne Anfang und Ende – stellt die Unendlichkeit dar.

Im Rahmen der Unendlichkeit wächst und wirkt die Evolution – das ist die Schöpfung: sie wird von dem zweischneidigen Schwert dargestellt. Dessen zwei Seiten deuten auf ihre Dualität hin, auf ihre Teilung in Leben und Sterben, Gut und Böse, Dunkel und Licht.

Die beiden Schwerter links und rechts des Kreises symbolisieren Gottes schützende Hände, die den schöpferischen Prozess der Evolution beschirmen.

Das Symbol der Adi Shakti ist ein Symbol der Frauen, denn die Frau selbst ist Symbol und Repräsentantin der Evolution.

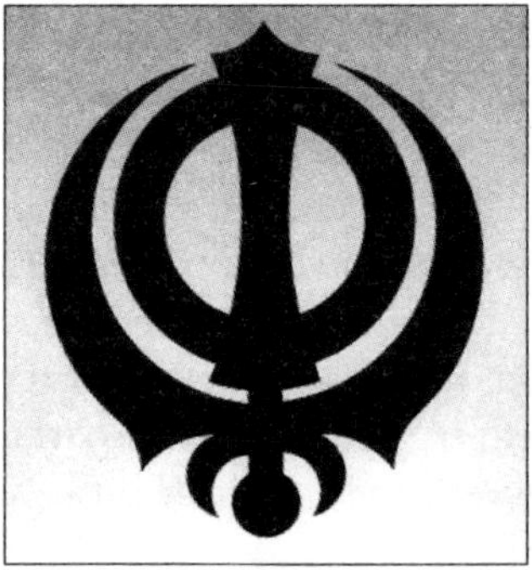

Adi Shakti – Das Mantra der Frauen

Adi Shakti, Adi Shakti, Adi Shakti, Namo Namo.
Sarbe Shakti, Sarbe Shakti, Sarbe Shakti, Namo Namo.
Pritam Bhagwati, Pritam Bhagwati,
Pritam Bhagwati, Namo Namo.
Kundalini Mata Shakti, Mata Shakti, Namo Namo.*

Adi Shakti ist das Lied der Schöpfung. Es besingt ihre ursprüngliche (Adi) Kraft (Shakti).
Es besingt sie als vollkommen, alles umfassend (Sarbe), alles Geliebte (Pritam) Gottes (Bhagwati) und als in uns allen anwesende, schlummernde, göttliche Kraft (Kundalini).
Sie ist die eigentliche mütterliche (Mata) Kraft.
Die Adi Shakti repräsentiert die Ursache des Universums, sie ist die Schöpferin, alles existiert in ihr und löst sich auch wieder in ihr auf. Adi Shakti repräsentiert die Frau.

Die Philosophen des Mittelalters haben den Geschöpfen der Erde abgesprochen, eine Seele zu haben. Die Trennung unserer Welt wurde von ihnen dahingehend bewertet, dass "der Geist willig und das Fleisch schwach" sei, der "Geist heilig", und "die Erde wüst und leer" sei, freigegeben für die Eroberer, sie sich "untertan zu machen". Nein! Wenn das Neue Zeitalter eines bringen wird, dann die Erkenntnis, dass ALLE Geschöpfe vollkommen heilig, schön, beseelt, frei und eins sind mit ihrem Schöpfer.

"Wenn wir Gott nicht in Allem sehen können, so können wir Gott überhaupt nicht sehen."

Yogi Bhajan

* Musik-Empfehlungen für das Adi Shakti Lied als Mantra: siehe Anhang

"Adi Shakti" – Der Song.
von Gurdass Singh Khalsa

You have the power to bring Heaven to the earth.
It's in your hands to determine what a man is worth.
You are the soil on which the tree of life stands.
Yours is the love which makes a child a man, or woman.
You are the Grace of God, Mother in Divine,
Bearer of heroes, givers, saints, salvation of our time –
Salvation of mankind.

When you meet a man to share your soul,
You have a life to fulfill.
Sing to him the lovely song "I´m sorry, you're right,"
And "It's God's will."
When in this blessed union two become one,
Into the world a helpless child is born – reborn.
He looks to you as the Grace of God, Mother in Divine,
Bearer of heroes, givers, saints, salvation of our time –
Salvation of mankind.

From you inspiration should flow as the river of life.
The offspring of your womb
Will be as great as your sacrifice.
From them great man shall come, great nations will arise
Then to God your glory shall be sung,
Sustainer of mankind.
You are the Grace of God, Mother in Divine,
Bearer of heroes, givers, saints, salvation of our time –
Salvation of mankind.

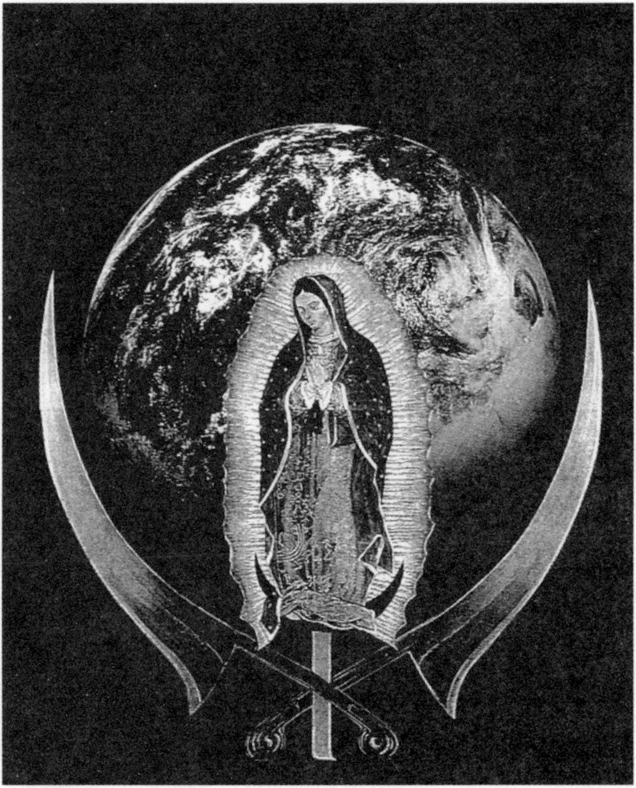

"Ich bin eine Frau"

Affirmation zur Selbstbestätigung als Frau

Setze dich in eine meditative Haltung mit geradem Rücken. Lege die rechte Hand ans Herz, balle die linke Hand zur Faust, lege sie an den Bauchnabel und spreche die folgende Affirmation:

"Gott hat mich als Frau geschaffen.
Ich möchte eine Frau sein – jetzt, jetzt, jetzt."

Wiederhole es so oft, wie du möchtest, mindestens aber fünf Mal. Du kannst auch die englische Originalversion benutzen:

"God made me a woman.
I am a woman to be – now, now, now!"

"Kein Geschöpf auf diesem Planeten hat die Schönheit, Stärke und Macht, die du als Frau hast. Jede Frau, die sich selbst als Frau wertschätzt, ist großartig. Sie hat die Fähigkeit, dieser Welt Kinder zu schenken. Gibt es etwas Wichtigeres?"

Yogi Bhajan

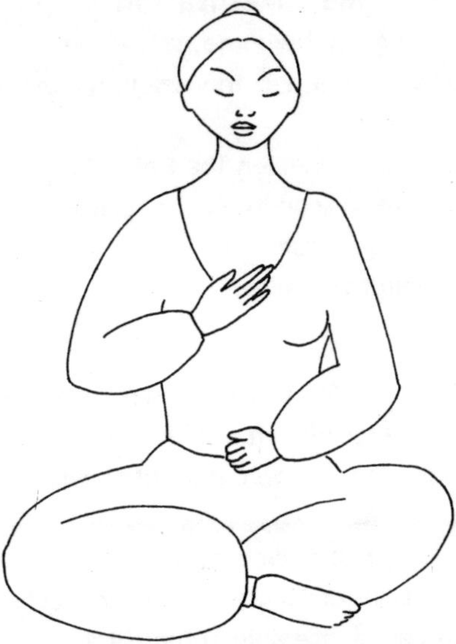

In dem Maße, in dem wir die weiblichen Kräfte in uns wieder mehr schätzen lernen, werden wir auch die Liebe zur Erde und ihren Geschöpfen wieder entdecken. Wie ein Kind seine Mutter, so brauchen wir Menschen die Mutter Erde. Und wie Frauen in der Geschichte immer wieder schlecht behandelt wurden, so wird auch Mutter Natur schlecht behandelt: beschmutzt, ausgebeutet, missbraucht. Mehr weibliche Qualitäten sind nötig, um einen heilenden Ausgleich in der Welt zu schaffen. Bäume, Tiere, Berge, Flüsse, Wälder warten auf die mitfühlende Liebe und den Schutz der Menschen.

"Ma"- Meditation

Singe, schwimme, schwinge
im Klangstrom der universellen Mutter

Diese Meditation kreiert einen Ton tiefen Mitgefühls:
Ein Ton wie eine kosmische Kraft. Das ganze Universum wird zur Mutter und du zum Kind.
Rufe, und sie kommt zur Hilfe.

Ausführung:
Setze dich auf den Boden und stelle das rechte Bein auf. Das linke Bein ist angewinkelt und die Sohle des linken Fußes liegt an der Innenseite des rechten Fußes, der flach auf dem Boden steht.
Lehne dich zurück, stütze dich auf den linken Arm, und mache eine Faust aus der linken Hand. Der rechte Ellenbogen wird auf das rechte Knie aufgestützt.
Forme eine Muschel aus der rechten Hand und lege sie über dein rechtes Ohr. Die Muschel ist nach oben geöffnet (und kann während der Meditation in ihrer Größe variiert werden).

Beginne lang, tief und intensiv **Maaaaaaaa...** zu singen.
Höre dem Ton in deiner Muschelhand zu.

Singe 11-15 Minuten und wechsle dann die Seiten.
Singe auch auf der anderen Seite noch einmal genauso lange.

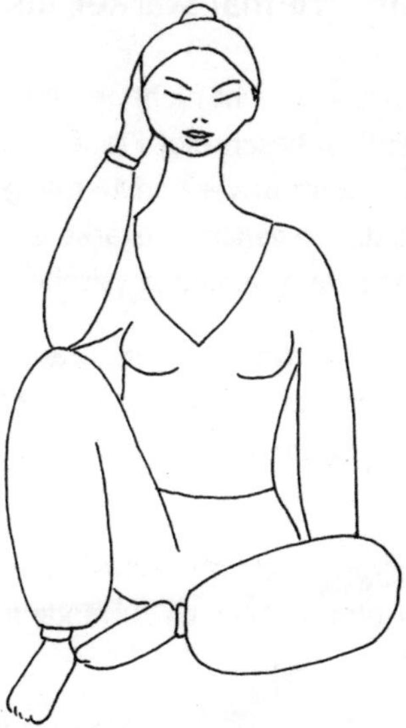

"Meine geliebte Mutter, Mutter des Universums, Mutter Natur, Du bist immer bei mir.
Du bist in mir und ich, deine Tochter, bin schön.
Du offenbarst dich in meinem fließenden Geist, in meiner Freundlichkeit.
Ich spüre deine Stärke in meinem gebenden, nährenden Charakter.
Wenn ich deine Hilfe brauche, besinne ich mich auf Dich in der Schwingung meiner inneren Frau.
Göttliche Mutter, du bist immer bei mir."

Frauen sind 16 mal stärker als Männer

Männer mögen dies vielleicht nicht gerne hören, aber die Wissenschaft des Yoga beschreibt Frauen als 16 mal intelligenter, 16 mal intuitiver und 16 mal geduldiger und mitfühlender als das so genannte starke Geschlecht. Dessen Stärke läge vor allem im physischen Bereich.

Frauen, die Kinder zur Welt bringen, brauchen all die Intelligenz, Intuition und Geduld, sowie viele andere feine Fähigkeiten, um z.B. die Kinder zu beschützen und zu leiten.

In einem wundervollen schöpferischen Prozess vermögen Frauen sogar ihr Blut in Milch umzuwandeln, um die neugeborenen Kinder zu nähren.

Allerdings sagen diese uralten yogischen Schriften auch, dass Frauen 8 mal unsicherer sind als Männer.

Solange wir Frauen unsere Sicherheit im Außen suchen, werden wir wohl unsicher sein. Nur in unserem Inneren können wir wahre Sicherheit finden.

"Ich bin die Anmut Gottes"
Die schönste Frauen-Affirmation.

Diese Meditation stärkt uns in dem Bewusstsein, eine anmutige, würdevolle Frau zu sein. Der englische Text zu dieser Meditation lautet: *"I am the Grace of God"*, was wir im Deutschen als *"Ich bin die Anmut Gottes"* übersetzt haben. Anmut ist nicht unbedingt ein modernes Wort, aber wenn wir es etwas wirken lassen, stellt sich seine Tiefe und Vielschichtigkeit ein.
Wenn bei dir eine Abneigung gegen diese Übersetzung besteht, benutze einfach die englische Originalfassung. Aber probiere diese Meditation auf jeden Fall einmal aus.

Ausführung – Teil 1:
Lege dich auf den Rücken und entspanne Gesicht und Körper. Atme tief ein, halte den Atem an und wiederhole in Gedanken 10 mal:

Ich bin die Anmut Gottes.

Dann atme aus, halte den Atem aus und wiederhole wieder 10 mal: ***Ich bin die Anmut Gottes.***
Fahre auf diese Weise fort, atme insgesamt 5 mal ein und aus, so dass das Mantra insgesamt 100 mal wiederholt wird. Nach diesem Zyklus setze dich mit geschlossenen Augen auf.

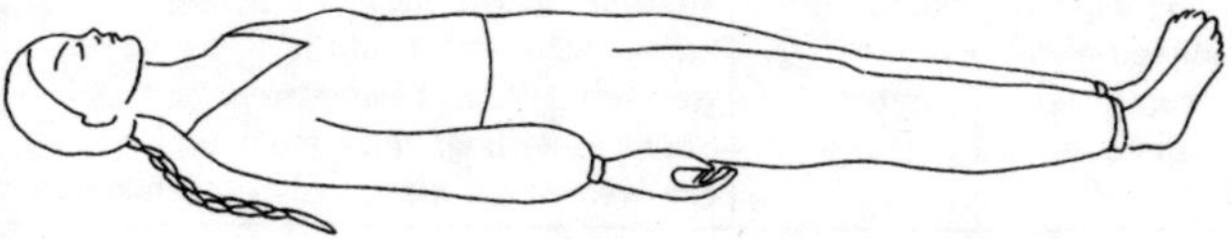

Ich bin die Anmut Gottes – Teil 2:
Bilde mit dem Daumen und Zeigefinger der rechten Hand einen Kreis und lege die Hand auf das rechte Knie.

Halte deine linke Hand auf Schulterhöhe, als wolltest du einen Schwur leisten. Atme tief ein, spanne den kleinen Finger der linken Hand an und spreche 5 mal das Mantra:

Ich bin die Anmut Gottes.

Entspanne währenddessen die restlichen Finger.
Atme wieder ein und fahre auf diese Weise fort, vom kleinen Finger bis zum Daumen, und konzentriere dich immer nur auf einen Finger zur Zeit.

Dann atme tief ein und entspanne dich ein paar Minuten.

Die Finger unserer Hand in ihrer Beziehung zu den Planeten und deren Qualitäten		
Finger	**Planet**	**Qualität**
Kleiner Finger	Merkur	Kommunikation
Ringfinger	Sonne (Venus)	Vitalität, Schönheit, Ausstrahlung
Mittelfinger	Saturn	Karma, Schicksal, Realität
Zeigefinger	Jupiter	Weisheit, Lehrer, Bewusstsein
Daumen	Ego	Herausforderung: Wie kann mein Ich eins werden mit meiner kosmischen Identität

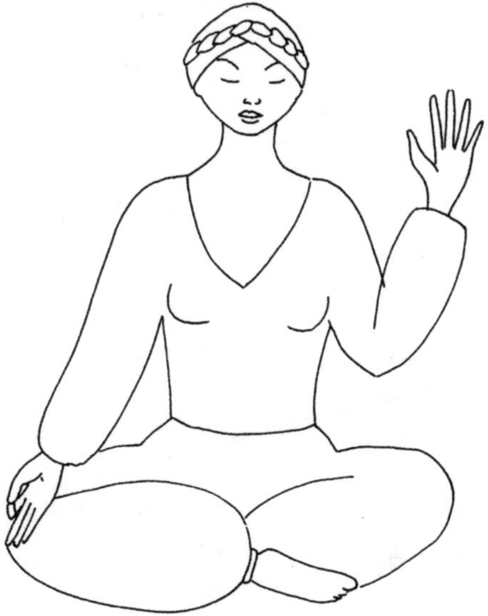

Die beste Zeit für diese Meditation ist bei Sonnenaufgang oder Sonnenuntergang.
Diese Meditation hat die Kraft, unsere Gefühle und Gedanken zu harmonisieren.
Frauen, die auf diese Weise ein Jahr lang meditieren, werden eine wunderschöne Ausstrahlung haben und heilende Kräfte entwickeln.

Yoga für starke Frauen

Es ist wichtig für Frauen, sich körperlich viel zu bewegen. Je älter eine Frau wird, desto wichtiger wird es für sie, sich fit zu halten!

Die folgenden Übungen sind die grundlegendsten Yoga-Übungen, speziell für Frauen. Du kannst dir die Anzahl der täglichen Übungen aussuchen.
Die Dauer jeder Übung beträgt 2- 3 Minuten.

Lasse dich auf die Übungen ein und fordere dich heraus. Fühle dich gut in der Anspannung, umso mehr wirst du die Entspannung genießen. Es ist auch gut, beim Üben ins Schwitzen zu kommen.

1. Fersensitz: Setze dich auf die Fersen und lege die Hände auf die Oberschenkel.
Der Rücken ist gerade und entspannt.
Atme lang und tief.

Diese Übung ist sehr gut für die Verdauung. Yogi Bhajan empfiehlt sie Frauen auch als Sitzhaltung für viele Meditationen.

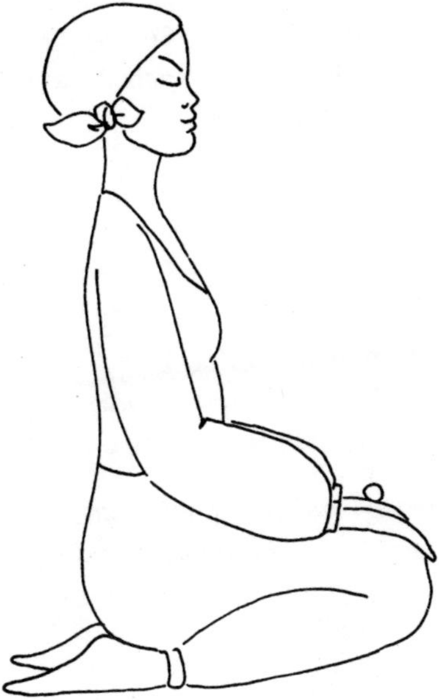

2. Für Flexibilität und Lebensenergie:
Setze dich auf die rechte Ferse. Strecke das linke Bein aus, greife die Zehen oder das Fußgelenk und beuge den Oberkörper zum linken Knie, wobei der Rücken gerade bleibt und die Beugung aus dem Becken heraus ausgeführt wird. Das Herzzentrum leitet die Bewegung.
Atme lang und tief und sinke mit dem Ausatmen tiefer und tiefer. Dann wechsle die Seiten.

3. Dies ist eine einfachere Alternative zu Übung 2:
Strecke beide Beine aus, greife die Zehen oder die Fußgelenke und beuge den Oberkörper zum linken Knie, wobei der Rücken gerade bleibt und die Beugung wieder aus dem Becken heraus ausgeführt wird. Das Herzzentrum leitet wieder die Bewegung. Atme wieder lang und tief und sinke mit dem Ausatmen tiefer und tiefer.

Genieße die Übungen mit langem und tiefem Atem. Lächle ein wenig. Sei dir bewusst, dass du gut zu dir bist.

4. Kamelposition: Gehe in den Kniestand. Beuge dich zurück und umfasse die Knöchel. Lasse den Kopf nach hinten fallen und drücke die Hüften so hoch du kannst. Vertraue der Kraft deiner Arme, dass sie dich hält. Atme lang und tief in den Nabel hinein.

Diese Übung kräftigt wunderbar die weiblichen Organe.

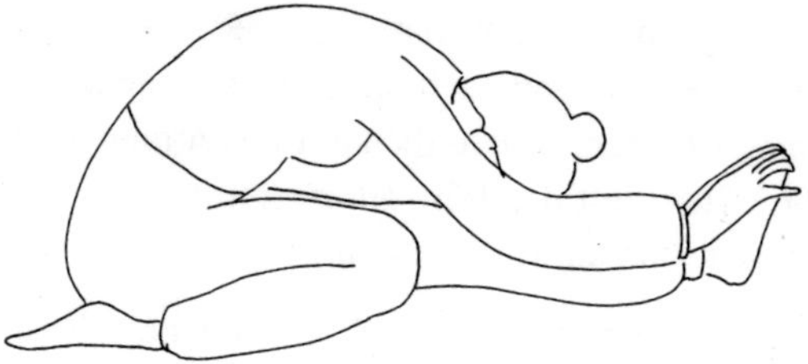

2

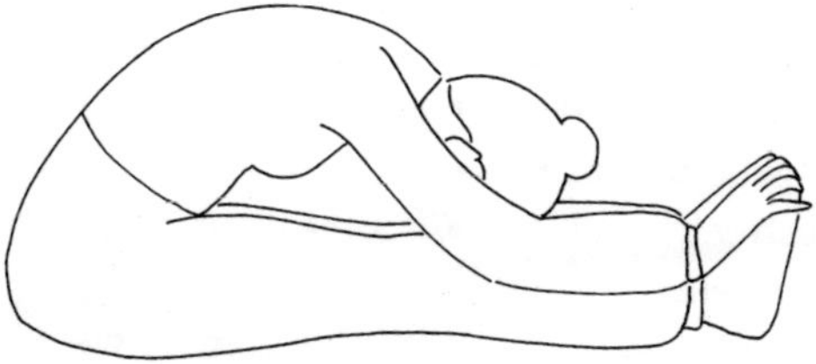

3

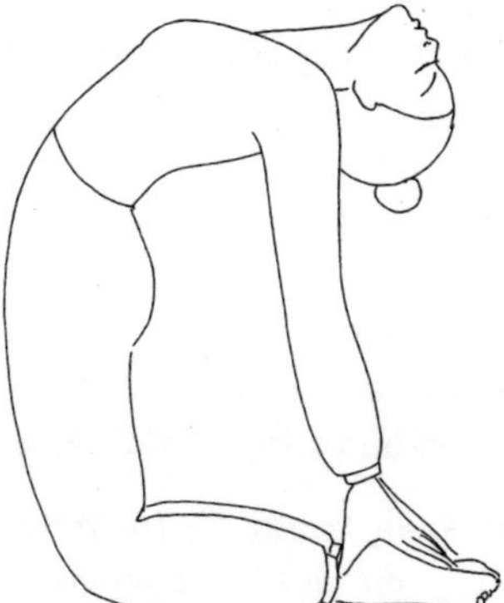

4

5. Schulterstand: Lege dich auf den Rücken und hebe die Beine langsam senkrecht nach oben. Strecke den ganzen Körper, die Beine und auch die Zehenspitzen so gerade wie möglich hoch. Stütze dich mit den Armen ab, indem du die Hüften mit den Händen unterstützt.
Presse das Kinn auf den Brustkorb und atme lang und tief.

Diese Übung nimmt den Druck von allen Organen und regt die Schilddrüse an.

6. Bogenschützenposition: Strecke den rechten Fuß nach vorn, so dass das rechte Knie bis über die Zehen des rechten Fußes gebeugt ist, während das linke Bein nach hinten weggestreckt wird. Das Körpergewicht liegt auf dem rechten Bein.
Der linke Fuß wird im 90°-Winkel zum Körper fest aufgesetzt. Strecke den rechten Arm aus, als hielte er einen Bogen und spanne mit dem linken Arm die Bogensehne vor dem Brustkorb. Spüre eine Spannung auf dem Brustkorb.
Bilde eine Faust mit der rechten Hand, strecke den Daumen nach oben und schaue auf den Daumennagel.
Atme lang und tief.
Fixiere dein imaginäres Ziel für 2 - 3 Minuten, dann schieße den Pfeil ab.
Wechsle die Seiten und schieße noch einen Pfeil ab.

Diese Übung stärkt die Nerven und kann dir viel Kraft geben.

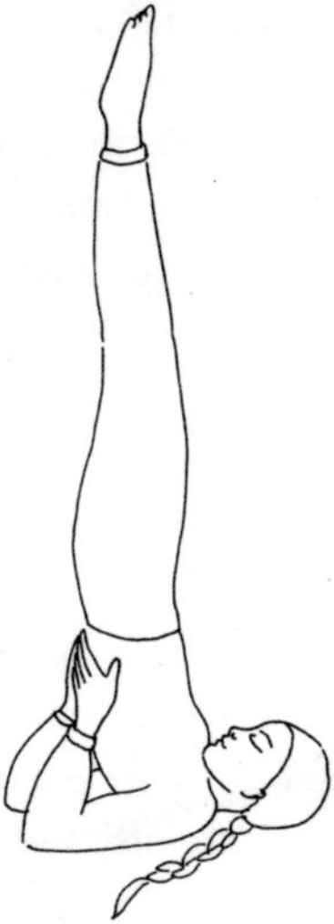

5

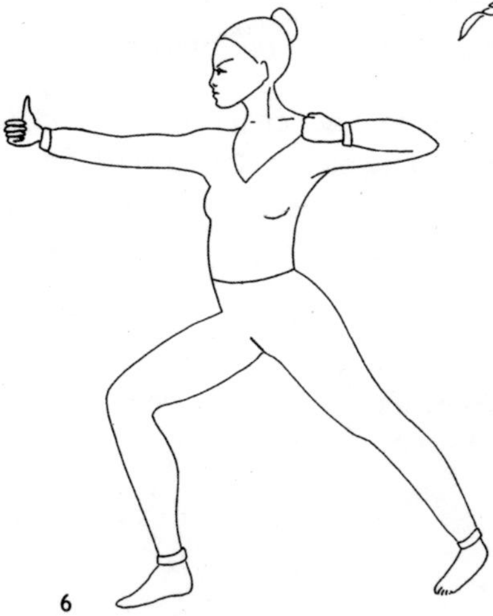

6

7. Babyposition: Setze dich auf die Fersen, beuge den Kopf nach unten, bis die Stirn auf dem Boden liegt. Entspanne die Arme neben dem Körper, die Hände sind geöffnet und die Handflächen zeigen nach oben. Entspanne dich tief und stelle dir vor, dass aller Stress deinen Körper verlässt. Atme lang und tief.

Diese Übung stärkt die Verdauungsorgane.

8. Bogenposition: Lege dich auf den Bauch, umfasse die Fußgelenke und ziehe deinen Oberkörper hoch.
Hebe Kopf und Oberschenkel so hoch wie möglich, so dass dein ganzer Körper einen Bogen bildet. Halte die Position mit langem und tiefem Atem. Wenn es schwer wird, lächle und gehe noch intensiver in die Übung hinein.

Diese Übung stärkt die Unterleibsorgane.

9. Heuschreckenposition: Auf dem Bauch liegend, lege die Fäuste unter die Hüftgelenke. Das Kinn ist auf dem Boden und du hebst die gestreckten Beine so hoch wie möglich. Halte die Füße zusammen. Halte die Stellung mit langem und tiefem Atem.

Diese Übung ist gut bei Schmerzen im unteren Rücken und harmonisiert die Hormone in den Eierstöcken.

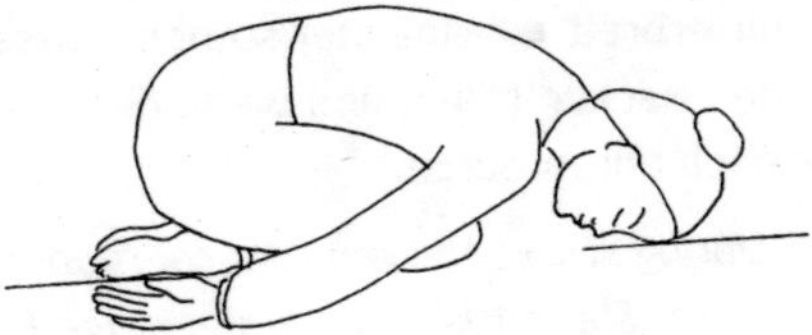

7

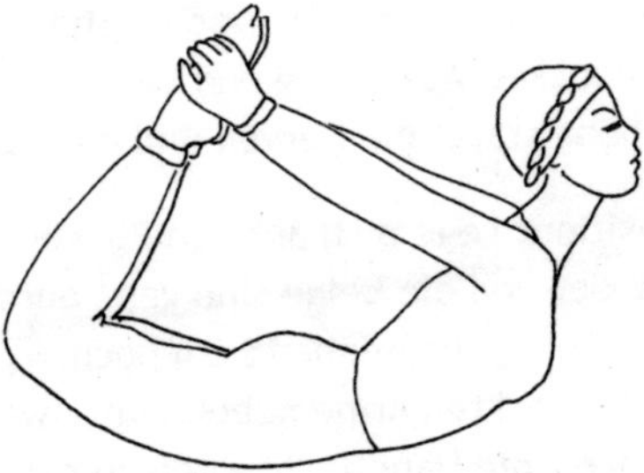

8

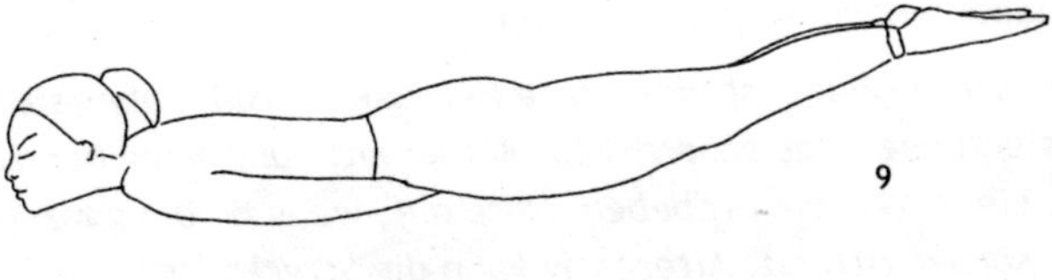

9

10. Kuhposition: Komme auf Hände und Knie, die etwa schulterbreit auseinander stehen. Lasse den Kopf in den Nacken fallen und biege die Wirbelsäule nach unten durch.

Diese Übung stärkt Nerven, Bauchorgane und Schilddrüse. Sie stärkt auch die geistige Kraft.

11. Katzenposition: Stütze dich auf Hände und Knie, wie bei der Kuhposition, lasse aber den Kopf nach unten hängen. Ziehe das Kinn zur Brust und mache einen großen Katzenbuckel. Atme lang und tief.
Auch diese Übung stärkt die Nerven und die Bauchorgane.

12. Streckposition: Lege dich auf den Rücken, die Fersen liegen aneinander und die Beine sind ganz durchgestreckt. Hebe Kopf und Fersen ungefähr 15 cm hoch.
Halte die ausgestreckten Arme neben und etwas oberhalb der Oberschenkel, die Handflächen zeigen nach innen. Achte darauf, den unteren Rücken aktiv in die Unterlage zu drücken, damit du nicht ins Hohlkreuz gehst. Halte die Position 1-3 Minuten mit kräftigem Feueratem und schaue dabei beständig auf die Zehen.

Diese Übung ist eine echte Herausforderung, aber sie stärkt wie keine andere deine Körpermitte und deine Nerven. Sie ist wie ein Erdbeben. Höre auf, wenn du am ganzen Körper zitterst. Alternativ kann die Streckposition auch mit langem, tiefem Atem ausgeführt werden.

Bitte denke daran: ***Je mehr du dich in eine Übung hinein begibst, desto intensiver werden die Wirkungen sein.***

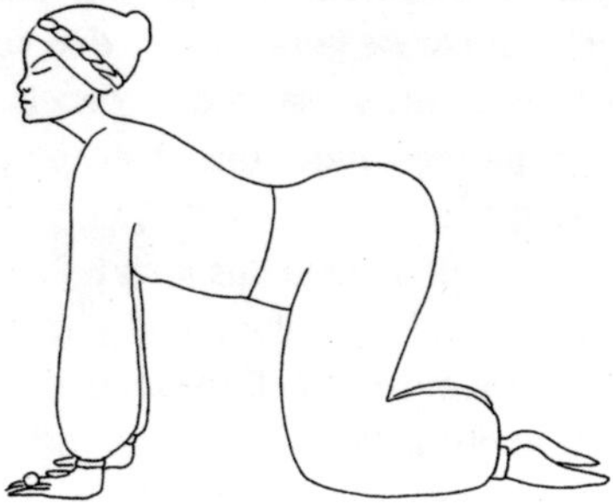

10

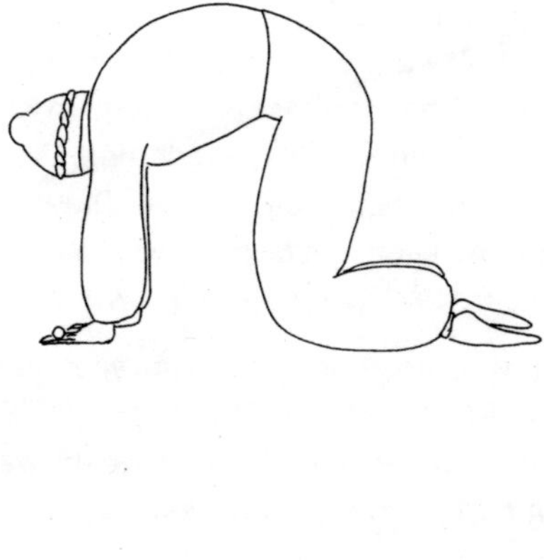

11

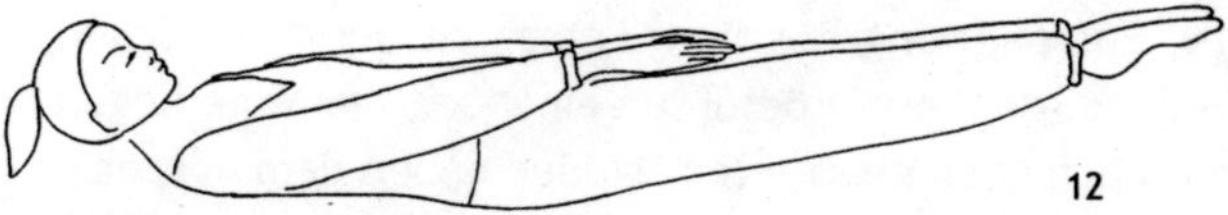

12

13. Sat Kriya: Für diese Übung setze dich bitte auf die Fersen, strecke die Arme gerade über den Kopf, die Oberarme berühren die Ohren. Halte die Wirbelsäule gerade. Falte deine Hände ineinander und strecke nur die beiden Zeigefinger nach oben.
Schließe die Augen und ziehe das Kinn leicht ein.
Sage **SAT** während du den Nabelpunkt (2 cm unterhalb des Bauchnabels) stark einziehst. Entspanne den Nabelpunkt wieder, während du **NAM** sagst. Der Atemrhythmus ergibt sich natürlich aus dieser Bewegung.
Mache diese Übung 3 Minuten oder länger.
Am Schluss atme tief ein, halte den Atem an und ziehe Schließmuskel, Sexualmuskel und den Nabelpunkt kräftig zusammen. Halte diese Spannung einen Moment, lasse die Energie bis zum höchsten Punkt in deinem Kopf fließen. Dann lasse die Spannung los. Wiederhole diese Energiekonzentration noch ein weiteres Mal. Dieses kräftige Zusammenziehen der drei Muskeln wird **Mulbandh** genannt. Entspanne danach doppelt so lange, wie du geübt hast.

Diese Übung kräftigt deinen gesamten physischen Körper und kanalisiert auch den Strom sexueller Energie. Sie sollte am besten täglich ausgeübt werden.
Sie kann harmonisierend auf deine Emotionen wirken.

14. Entspannungsposition: Entspanne auf dem Rücken liegend, die Fersen berühren einander, die Arme liegen mit nach oben geöffneten Händen neben dem Körper. Entspanne vollständig, aber versuche – wenn möglich – die Entspannung bewusst zu erleben.

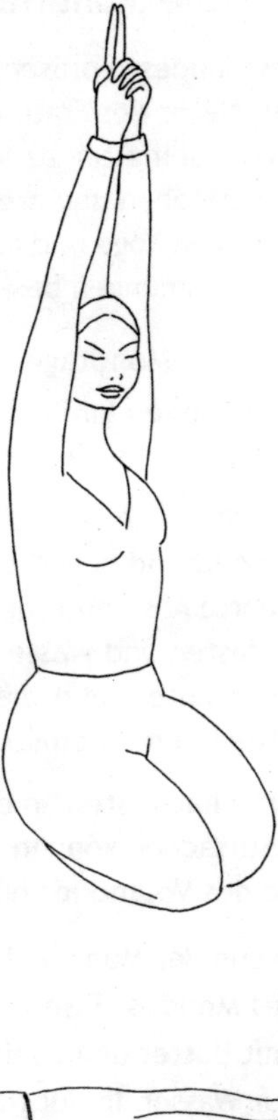

13

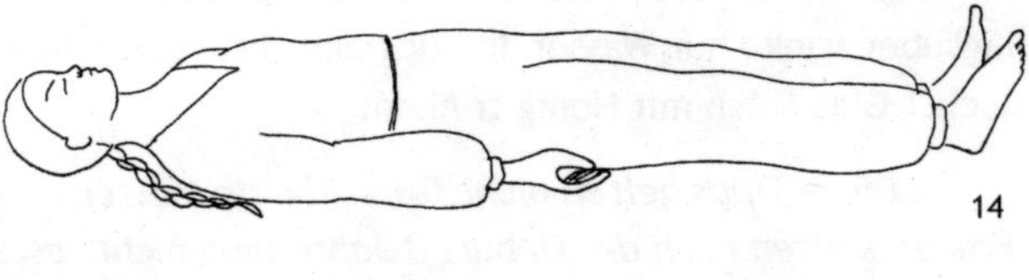

14

Die Mondfrau

Die Qualitäten des Mondes repräsentieren die Essenz der Frau. Es gehört zur Natur der Frau, gefühlvoller aber auch emotionaler und wechselhafter zu sein als ein Mann.
Es ist gut, dies zu verstehen und anzunehmen, aber es ist auch gut zu wissen, dass Yoga und Meditationen dabei helfen, mit diesen Stimmungen besser umzugehen.

Mondtage

Der Mond hat einen starken Einfluss besonders auf die Menstruation, die Eierstöcke und den Eisprung.

- Der Neumond gilt als der erste Tag des Mondzyklus. Am **11. Tag nach Neumond** bewirken die lunaren Schwingungen eine vermehrte Ausschüttung von Hormonen. An diesem Tag nur zu fasten und Wasser zu trinken gibt dir ein gutes Gefühl – es unterstützt die Funktion der Drüsen und Eierstöcke. Streck- und Atemübungen sind hilfreich.

- Jede dritte Frau hat Zysten an den Eierstöcken, die viele Probleme verursachen können. Als Vorbeugung ist es hilfreich, während des **Vollmonds** nur Säfte zu trinken.

- Faste auch, wenn der Mond nicht zu sehen ist, in der **dunklen Nacht des Mondes.** Esse vor dem Sonnenaufgang etwas Zwieback mit Butter und trinke dazu Buttermilch. Tagsüber trinke nur Wasser. In der Nacht kannst du dann noch 1 Glas Milch mit Honig trinken.

Diese Tipps gelten nicht für stillende Mütter.
Frauen sollten nach der Geburt 3 Jahre lang nicht fasten, da das Kind noch mit der Aura der Mutter verbunden ist.

Die Lehre von den Mondpunkten der Frau

Es ist der Mond, der einen starken Einfluss auf das Wasser und die Gefühle hat. Dies ist der Planet, der Frauen besonders beeinflusst. Jede Frau hat ihre eigene besondere Beziehung zum Mond, die in ihren individuellen Zyklen ihren Ausdruck findet.

Vier Mondzyklen beeinflussen jede Frau:

- der monatliche Menstruationszyklus
- der Stand des Mondes zur Zeit der Geburt
- der Mond, wie er zur gegebenen Zeit seine Bahn am Himmel zieht.
- der individuelle Mondzyklus

Die Lehre von den Mondpunkten ist der individuelle Mondzyklus jeder Frau. In einem Rhythmus von 28 Tagen wandert der Mond um das Mondzentrum des Kinns herum und beeinflusst dabei nacheinander elf Mondpunkte im Körper der Frau.

Für exakt 2 ½ Tage wirkt der Mond intensiv auf jeweils eines der Zentren und verändert dadurch erheblich die Stimmung der Frau. Wir alle kennen die weiblichen Stimmungsschwankungen von Frauen. Oft fühlen wir uns von einem Tag zum anderen vollkommen verändert.

Das Wissen um die Mondpunkte, ihre Bedeutung und die zyklische Aktivierung durch direkte Einstrahlung des Mondes, kann uns als ein Werkzeug der Selbstbeobachtung dienen und helfen, zu einem größeren Einklang mit uns selbst zu finden. Wir könnten unsere Stimmungsschwankungen verstehen und uns ihnen nicht länger nur ausgeliefert fühlen.

Wenn wir intuitiv und aufgrund intensiver Erfahrung unsere individuellen Mondzyklen verstehen und die aktuelle Prägung nachvollziehen können, wird unser Selbstbild und unser Selbstwertgefühl positiv verändert.
Jede Frau kann ihren eigenen Zyklus, der sich alle 28 Tage wiederholt, kennen lernen. Dieser Zyklus bleibt immer gleich und wird nur durch einen emotionalen Schock verändert.

11 Mondpunkte und ihre Wirkungen

❍ Mond im Haaransatz

Nichts kann uns Frauen erschüttern. Nie stehen wir sicherer und fester im Leben und sind mehr wir selbst, als wenn der Mond auf unseren Haaransatz einwirkt. Es ist eine gute Zeit für Entscheidungen.

❍ Mond an den Wangen

Wir verlieren leicht die Kontrolle und sind kaum noch zu halten. Das Rot der Wangen ist eine gefährliche Stelle. Wir sind leicht reizbar und können uns über jede Kleinigkeit aufregen.

❍ Mond in den Lippen

Wir sind redselig und gesprächig. Es ist die Chance, anderen etwas von uns mitzuteilen und Dinge auszusprechen, die uns schon lange auf dem Herzen liegen, aber auch die Gefahr, zu viel und unbedacht zu reden, was wir später bereuen könnten.

❍ **Mond im Nacken**
Hier sind wir in romantischer Stimmung. Es ist eine Zeit, in der eine Blume oder eine kleine Geste uns völlig beeindrucken können. Es ist eine schöne Zeit, in der wir uns selbst mögen. Wir müssen nur darauf achten, dass wir bei uns selbst bleiben.

❍ **Mond in den Brüsten**
Wir sind mitfühlend und gebend in einem Ausmaß, dass wir uns selbst schon für närrisch halten. Zu dieser Zeit können andere uns sehr leicht ausnutzen.

❍ **Mond im Nabel, oder in der entsprechenden Rückenpartie**
Hier sind wir am unsichersten und sehr verletzbar.
Wir sollten keine neuen Projekte starten, uns entspannen und unsere Gefühle zulassen. Wir sollten uns an unsere wahre Identität erinnern, das gibt uns eine innere Stärke.

❍ **Mond in den Schenkeln**
Wir möchten immer alles bestätigen und bekräftigen.
Nun haben wir die Energie, um unsere Meinung selbstsicher vertreten zu können.

❍ **Mond in den Ohrläppchen**
Wir möchten immer über Werte diskutieren. Wir stellen grundsätzlich alles in Frage und möchten den Sinn von allem verstehen. Dies kann manchmal sehr wertvoll sein, besonders, wenn wir uns auf einem falschen Weg befinden, der uns nicht wirklich entspricht.
Bevor wir jedoch Entscheidungen treffen, sollten wir abwarten bis wir wieder etwas neutraler sind.

❍ **Mond in den Augenbrauen**
Hier haben wir viel Einbildungskraft und ergehen uns in Tagträumen und Luftschlössern. Weiß der Himmel, was uns da alles in den Kopf kommt. Wir fühlen uns inspiriert und können uns vor lauter neuen Ideen gar nicht mehr retten. Wir brauchen Unterscheidungsvermögen um zu erkennen, welche Ideen realistisch oder nur eine Illusion sind.

❍ **Mond in der Klitoris**
Die Energie ist nach außen gerichtet. Wir sind gesellig, treffen uns gerne mit Freunden und reden gerne. Bei außerplanmäßigen Aktivitäten können wir sehr charmant sein. Lass' uns diese Zeit genießen und unsere Freundschaften pflegen oder noch neue Freunde hinzugewinnen.

❍ **Mond in der Bindegewebshaut in der Vagina**
Wir sind in geselliger Stimmung.

Indem wir unsere unterschiedlichen Stimmungen neutral wahrnehmen, lernen wir, uns nicht in diesen Gefühlen zu verlieren, sie aber auch nicht zu unterdrücken. Wir können sie ganz bewusst wahrnehmen, frei von Bewertung und ohne uns mit ihnen zu identifizieren. Durch Meditation können wir lernen, trotz der wechselnden Gefühle in unserer Mitte zu bleiben und uns mit unserem wahren Selbst zu identifizieren. So entwickeln wir ein positives Selbstbild. Kundalini Yoga ist für Menschen geeignet, die mitten in der Welt leben, ohne den Bezug zur Seele zu verlieren.

"Wir sind nicht Menschen, die nach einer spirituellen Erfahrungen suchen; wir sind spirituelle Wesen, die eine menschliche Erfahrung machen"

Yogi Bhajan

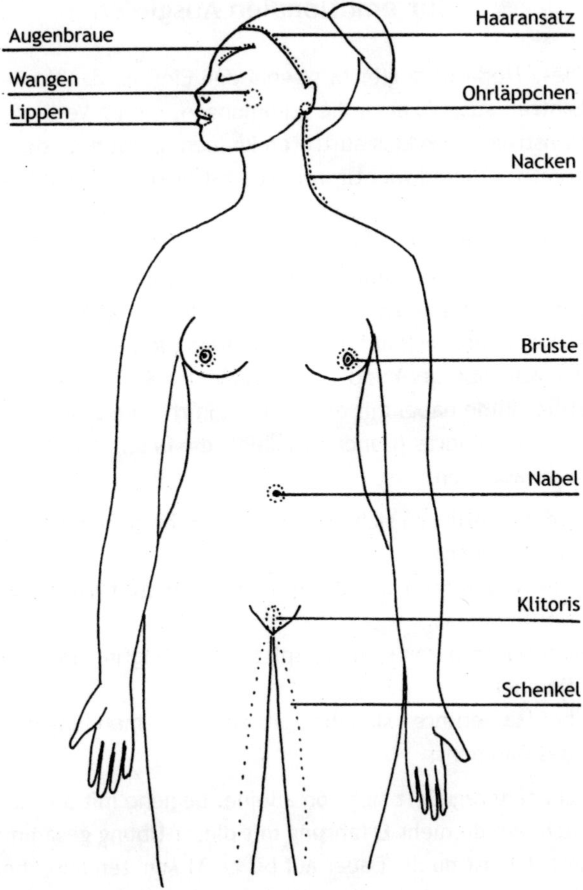
Haaransatz
Augenbraue
Wangen
Ohrläppchen
Lippen
Nacken
Brüste
Nabel
Klitoris
Schenkel

Sa Ta Na Ma - Meditation für emotionalen Ausgleich

Diese Meditation gleicht sowohl den Einfluss der Mondzentren aus, als auch die Stimmungen, die im Verlauf des Menstruationszyklus auftreten können. Es ist eine der kreativsten und wichtigsten Meditationen für Frauen.

Ausführung:
Lege dich auf den Bauch. Das Kinn liegt am Boden und die Arme sind neben dem Körper ausgestreckt. Konzentriere dich auf das *Dritte Auge* (den Punkt zwischen den Augenbrauen) und singe das Mantra **Sa Ta Na Ma** in Stille. Bilde dabei mit den Fingern in rhythmischer Weise folgende Mudras (Handhaltungen), die bestimmte Impulse in dir auslösen:

- bei **Sa** berühren sich die Spitzen des Zeigefingers und des Daumens.
- bei **Ta** berühren sich die Spitzen des Mittelfingers und des Daumens.
- bei **Na** berühren sich die Spitzen des Ringfingers und des Daumens.
- bei **Ma** berühren sich die Spitzen des kleinen Fingers und des Daumenss.

Der Atem reguliert sich von alleine. Beginne mit 3 Minuten. Nachdem du mehr Erfahrung mit dieser Übung gesammelt hast, kannst du die Dauer auf bis zu 31 Minuten ausdehnen. Als Alternative kann diese Medtiation auch im Sitzen ausgeführt werden.

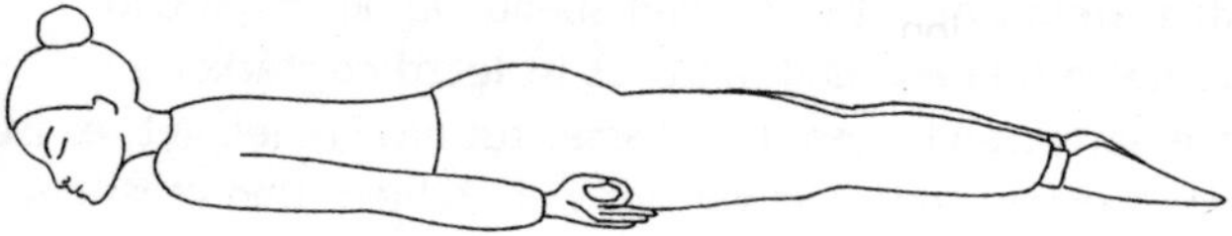

***Sa Ta Na Ma** beschreibt den Zyklus des Lebens. Das Leben fließt in seinem Wesen aus der Unendlichkeit, dem Göttlichen (**Sa**). Es manifestiert sich in einer konkreten endlichen Form (**Ta**), die nach einer bestimmten Zeitspanne sterben wird (**Na**), um mit einem gewachsenen Bewusstsein wiedergeboren zu werden (**Ma**).*

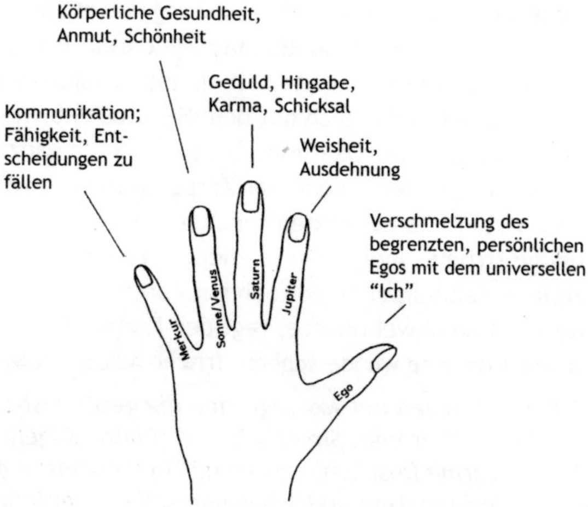

Frauen als Wasser-Wesen

Das Wesen des Wassers entspricht in besonderer Weise dem Weiblichen. Es ist lebensspendend, kraftvoll und zugleich fließend und sanft. Es ist letztlich stärker als die härtesten Felsen. Das Wasser tut uns Frauen gut, es ist das Element, mit dem wir uns wohl fühlen. Und es ist der Mond, der das Wasser und die Gefühle beeinflusst.

<u>Yogi Tipp:</u>
Trinke viel Wasser: 10 Gläser am Tag – es balanciert die Gefühlsschwankungen. Schwimme im Wasser, halte dich im Wasser auf und spiele im Wasser.

Yogische Wellness

Sei nicht erschrocken: Es ist die **kalte** Dusche, die nach yogischen Erfahrungen den Frauen wirklich gut tut, auch wenn sie anfangs etwas Überwindung kostet. Bereite dich mit einer schönen Mandelöl-Massage darauf vor. Dusche dich danach etwa 1 Minute kalt ab und massiere dich dabei weiter. Dann rubble dich mit dem Handtuch ab. Wiederhole diesen Vorgang ein paar mal, bis dir wirklich ganz warm wird. Dies passiert, wenn der Körper gefordert wird, sich gegen die Kälte zu wehren, und das Blut an die Hautoberfläche strömt. Jede Zelle scheidet dann Gifte aus, alle kleinen Kapillarzellen werden gut durchblutet. Es stärkt Nerven und Abwehrkräfte, regt den Kreislauf an und schenkt dir eine wunderschöne, frische Ausstrahlung.

Kalte Duschen mit Massage sind die gesündeste Übung, die beste Therapie. Sie erhalten dir deine Jugendlichkeit. Warme Duschen werden nur in den Zeiten der Menstruation und Schwangerschaft empfohlen.

Joghurtdusche

Ein wundervolles Rezept für Frauen: Ein guter Zeitpunkt dafür ist der letzte Tag deiner Menstruation.
Übergieße dich mit einer Mischung aus zehn Teilen Wasser und einem Teil Joghurt. Der Joghurt sollte Acidophilus enthalten (was bei den meisten Bio-Joghurts heute schon der Fall ist).
Empfehlenswert wäre eine Joghurtdusche pro Woche.
Am letzten Tag des Menstruations-Zyklus wirkt sie auch vorbeugend gegen Krankheiten.

Joghurtmassage

Setze dich in die Badewanne und massiere deinen Körper mit Joghurt. Am besten ist dafür Biojoghurt oder selbstgemachter Joghurt. Es ist möglich, Aromaöl dazuzugeben oder auch eine Mischung aus Zitrone, Gelbwurz und Sandelholzöl. Massiere dich bis zu einer Stunde.
Beginne mit dem Kopf, dann das Gesicht und dann den ganzen Körper. Beende dies mit einer warmen, nicht heißen Dusche, gefolgt von einer kalten Dusche.
Wenn du aus dem Bad herauskommst, wirst du dich großartig fühlen. Jede Pore ist gereinigt, die Haut ist samtweich und strahlend, Giftstoffe sind beseitigt. Es ist eine der besten Methoden, um Hautkrankheiten vorzubeugen und alte Hautzellen zu beseitigen.

Vor der Menstruation

Fühlst du dich vor deiner Periode leicht kränklich, unsicher oder emotional? Probiere folgende Übung:

1. Stelle dich aufrecht hin, die Füße flach auf dem Boden. Knie und Fersen liegen aneinander, die Fußspitzen können etwas auseinander stehen, damit du die Balance besser halten kannst.
Strecke deine Arme gerade über den Kopf, wobei die Oberarme dicht an den Ohren liegen. Die Handflächen zeigen nach vorn, die Daumen sind verschränkt.
Beuge dich in der Haltung so weit es dir möglich ist (circa 20 Grad) zurück. Kopf, Arme und Wirbelsäule formen einen Bogen. Halte diese Stellung und atme 2 Minuten lang und tief durch die Nase ein und aus.

2. Beuge dich aus dieser Position sehr langsam nach vorne, so weit du kannst. Halte immer noch die Arme gerade an den Ohren. Atme ein, halte den Atem an so lange du kannst, und pumpe dabei den Bauchnabel.
Atme aus, halte den Atem aus und pumpe wieder den Bauchnabel. 2 Minuten.

Zusätzlich werden an diesen Tagen alle grundsätzlichen Yogaübungen für Frauen empfohlen (Siehe die Seiten 34 - 44).

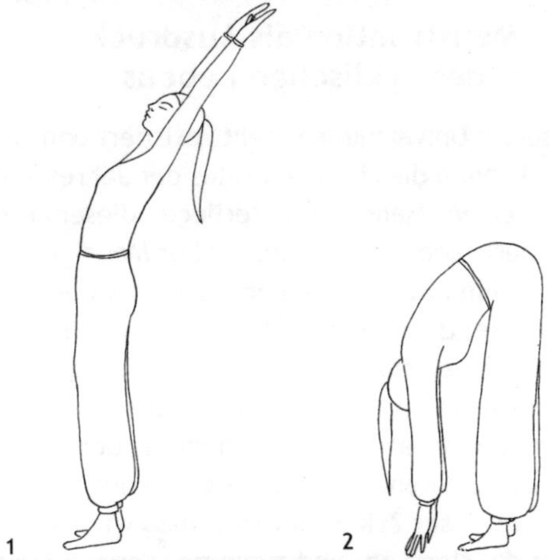

<u>Yogi Tipps:</u>

1. Eine Woche vor und nach der Menstruation sollten in deiner Nahrung viele Ballaststoffe enthalten sein.

2. Nimm 2-mal am Tag 1 Esslöffel Honig gemischt mit etwas Sesamöl zu dir. Du kannst ihn auch in Milch mixen und trinken. Sesamöl ist ein ganz wichtiger Energiespender, besonders in diesen Tagen.

3. Massiere jetzt täglich deine Brüste und den Bereich des Bauches, wo sich die Eierstöcke befinden.

"Die Welt würde in Langeweile versinken, wenn Frauen nicht vor, während oder nach ihrer Periode ein wenig verrückt spielen würden." Yogi Bhajan

Menstruation als Ausdruck des zyklischen Lebens

Alles in unserem Universum entsteht, existiert und vergeht wieder. Wir können dies in dem Zyklus der Jahreszeiten erkennen. Auch wir Menschen unterliegen diesem Kreislauf von Geburt, Leben und Sterben. Der Mond geht auf, wird voll und nimmt schließlich ab. Es ist die universelle, kreative Energie, die diesen Zyklus des Universums aufrecht erhält. Frauen sind nach der Lehre des Kundalini Yoga die Manifestation dieser kreativen Energie. Wir sind mit unserem Menstruationszyklus an dieses universelle Geschehen der Entstehung, Erhaltung und des Vergehens angeschlossen. Unser Zyklus bewirkt, dass wir nie gleich sind. So wie der Mond ab- und zunimmt, können Frauen ihre Stimmungen wechseln.

Menstruationszyklus

Die Frau wird auch durch diesen allmonatlichen Zyklus stark beeinflusst. Die Hormone wirken auf ihre Stimmungslage. Hellsichtige Menschen beschreiben eine Veränderung in der feinstofflichen Aura, dem elektromagnetischen Feld um den Menschen herum.

Zur Zeit des Eisprungs ist die Aura strahlender als zu anderen Zeiten. Das Hormon Östrogen erhöht die Kreativität und Zielgerichtetheit der Frau. Dies ist eine gute Zeit für neue Projekte, Reisen, Spaß und körperliche Übungen. Anders sieht es zur Zeit der Menstruation aus: Die Aura ist nun zarter und durchlässiger. Der Körper ist auf Ausscheidung eingestellt. Das betrifft nicht nur das Menstruationsblut; der ganze Körper ist damit beschäftigt, zu entgiften.

Die großen Muskeln werden weicher, der Uterus kontrahiert nach unten und die Aura ist ebenfalls zur Erde hin ausgerichtet. Auch der Geist und die Gefühle einer Frau werden gereinigt. Die unteren drei Chakren (Energiezentren des Körpers) öffnen sich leicht und erlauben damit auch eine Reinigung des Unterbewusstseins. Dies ist die ideale Zeit, um sich zurückzuziehen, zu entspannen und Altes loszulassen. Das Entspannung verursachende Hormon *Progesteron* steigt an. Die Aura kann zu dieser Zeit groß und strahlend sein, aber sie ist auch empfindlicher. Eine Frau, die diese Dinge beachtet, kann sich auf die jeweilige Phase einstimmen und in Harmonie damit leben. So kann sie im Einklang mit dem Fluss der Natur leben und nicht dagegen, was ihre eigenen Energien in Fluss und in Harmonie bringt.

Yogi Tipps:

In der Zeit der Menstruation...

- Iss leicht, trinke Ingwertee und täglich 8 - 10 Gläser Wasser.
- Gehe täglich spazieren.
- Mache leichte Streck- und Yogaübungen.
- Esse jeden Morgen 10 - 14 in Ghee* oder Mandelöl geröstete Mandeln mit etwas Honig – für Energie und Jugendlichkeit.

Vermeide während der Zeit der Menstruation...

- Schwere Bauchübungen
- Feueratem
- Schweres Essen
- Kalte Duschen
- Übungen, in denen du die Füße über den Kopf hebst
- Das Tragen schwerer Lasten bzw. harte Arbeit
- Streitigkeiten und Stress.

* Ghee: siehe Seite 98

Yoga für die Zeit der Menstruation

Bei Schmerzen:
Lege dich auf den Rücken und lege die Hände unter den Po, fast bis unter das Becken. Halte die Fersen zusammen und hebe deine Beine in einem 45°-Winkel nach oben. Halte die Beine gerade und ausgestreckt.
Entspanne in dieser Haltung mit langem und tiefem Atem.
1-3 Minuten.

Kobraposition: Lege dich auf den Bauch und lege deine Hände neben die Schultern. Halte die Füße möglichst zusammen (beim Hineinkommen in die Haltung können sie leicht auseinander gehen) und hebe den Körper langsam hoch, so weit du kannst. Achte aber darauf, dass deine Hüften am Boden bleiben. Beuge den Kopf in den Nacken und schaue auf einen Punkt an der Zimmerdecke.
Wenn dein Rücken noch nicht sehr flexibel ist, kannst du auch während der Übung die Unterarme flach auf den Boden legen.
Halte diese Position mit langem, tiefem Atem bis zu 3 Minuten.

Diese Übungen stärken den Rücken und machen ihn flexibel. Sie stimulieren die Nerven und Muskeln des unteren Rückens, des Herzens und des Beckens. Sie haben eine ausgleichende Wirkung auf Menstruationsprobleme.

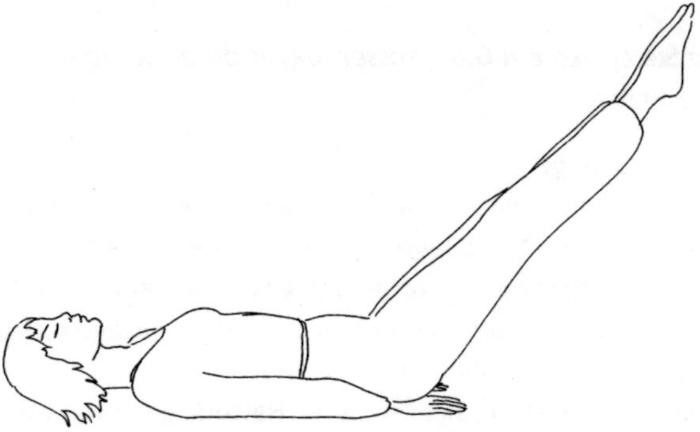

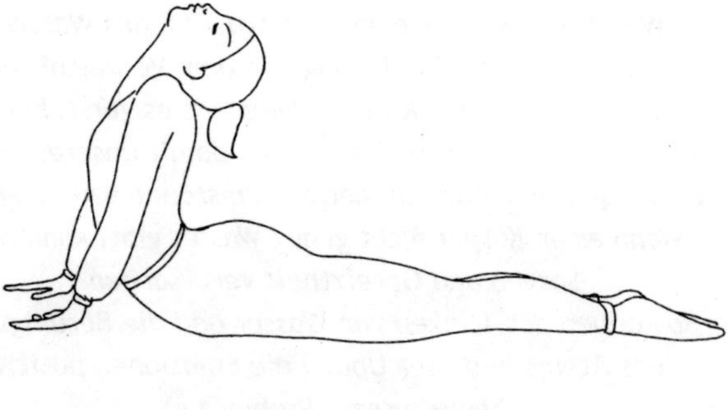

Für emotionalen Ausgleich

Bitte trinke ein Glas Wasser, bevor du diese Übung beginnst.

Ausführung:
Setze dich in eine meditative Haltung. Kreuze die Arme über der Brust und lege die Hände unter die Achseln.
Die Handflächen sind offen und gegen den Körper gedrückt.
Ziehe die Schultern so hoch wie möglich, bringe das Kinn zur Brust und schließe die Augen.
Der Atem vertieft sich in dieser Haltung ganz von allein.
Mache die Übung 3-11 Minuten lang.

Dies ist die richtige Übung, wenn du voller Sorgen bist, dich aufgeregt hast, oder das Gefühl hast, du möchtest schreien oder um dich schlagen.
In solch einem emotionalen Zustand ist es nötig, auf den Atem und den Wasserhaushalt im Körper zu achten.
Wir Menschen bestehen zu circa 70 % aus Wasser.
Unser Befinden ist abhängig von dem Verhältnis der Elemente in unserem Körper. Wenn wir es verstehen den Atem zu beruhigen, so können wir damit unseren Geist beruhigen, wie auch immer die Umstände sein mögen.
Wenn es im Körper nicht genug Wasser gibt, kann das Sorgen und Gereiztheit verursachen.
So können das Trinken von Wasser und die Beruhigung des Atems in dieser Übung die Emotionen positiv beeinflussen. Probiere es.

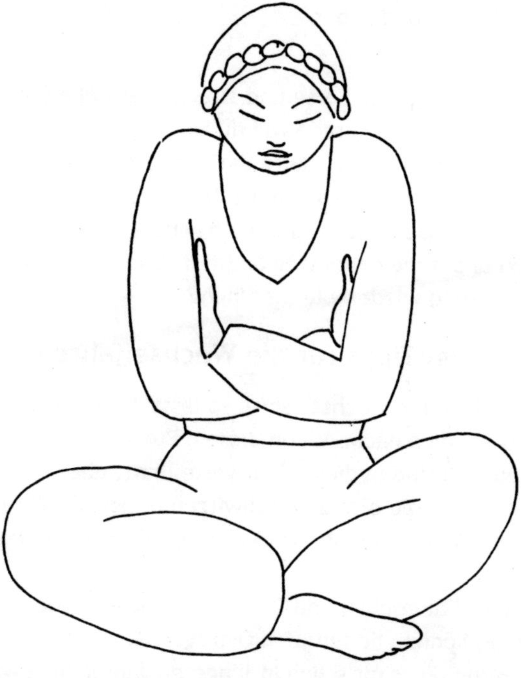

Yoga Übung zur Vorbereitung auf die Wechseljahre

Diese Übung kann dir helfen, dich auf die Zeit der Wechseljahre vorzubereiten. Sie wirkt positiv auf deine Eierstöcke, Nieren und Leber.

Ausführung:
Sitze auf der rechten Ferse und strecke das linke Bein nach hinten aus, so gerade wie du kannst. Lasse deinen Kopf nach hinten fallen. Halte die Ellenbogen dicht am Körper und hebe die Hände auf Schulterhöhe mit den Handflächen nach oben. Bleibe 3-5 Minuten in dieser Position und atme dabei lang und tief. Danach wechsle die Seiten und wiederhole die Übung.

Yogi Tipps für die Wechseljahre

Kommst du in die Wechseljahre, so lässt der Einfluss des Mondes auf dich nach. Alle in diesem Buch beschriebenen Yogaübungen sind in dieser Zeit vorteilhaft, aber auch jede Sportart, die dich zum Schwitzen bringt. Ernähre dich gesund, esse leichter und weniger als in jüngeren Jahren.
Vitamin E, Chlorophyll und Öl (Sesam-, Oliven- oder Mandelöl) können helfen, den Östrogenmangel auszugleichen. Wenn du es dir schon in jüngeren Jahren angewöhnt hast, einmal pro Woche nur Weizen zu essen, wirst du kaum Beschwerden in den Wechseljahren haben.
Praktiziere viel Yoga und Meditation, dies stärkt deine emotionale und mentale Ausgeglichenheit.

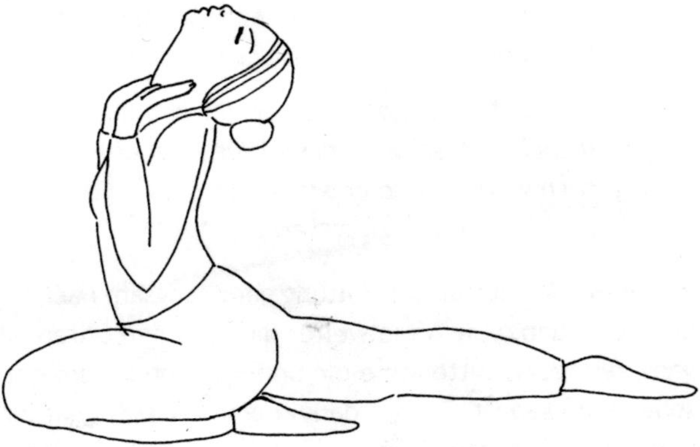

Übungsreihe zur Vorbereitung auf die Wechseljahre

1. Bitte stehe aufrecht und halte jeweils Fersen und Knie aneinander. Die Füße können leicht gespreizt sein, um sicher zu stehen. Lehne dich jetzt weit zurück und hebe die gestreckten Arme über den Kopf. Halte die Arme dicht an den Ohren. Du kannst dabei die Daumen ineinander verhaken. Atme 2 Minuten in der Position lang und tief. Der ganze Körper bildet eine gestreckte Linie.

Diese Position arbeitet am Nabelpunkt und ihre Streckung beruhigt dich, selbst wenn du vorher noch aufgeregt und ärgerlich warst. Es kann passieren, dass du anfängst zu zittern.

2. Beuge dich aus dieser Haltung ganz langsam nach vorne und halte dabei die Arme weiter dicht an den Ohren und ganz gestreckt. Bitte atme ein und halte den Atem ein solange du kannst. Pumpe dabei deinen Nabelpunkt ein und aus, wobei sich die Bauchdecke jeweils hebt und senkt. Atme dann wieder aus, halte den Atem aus und pumpe dabei wiederum den Nabelpunkt solange du kannst. Die Zeit für diese Übung beträgt 2 Minuten.

Diese Übung hilft bei der Vorbereitung auf die Wechseljahre, und wenn du dich unsicher und emotional fühlst.

(Hinweis: Diese beiden Übungen können auch für sich alleine ausgeführt werden).

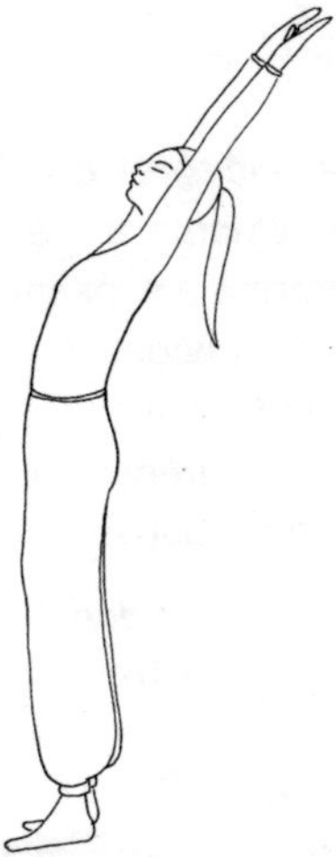

1

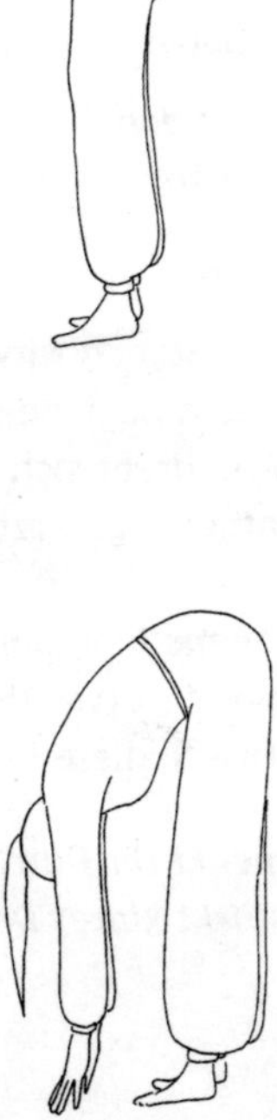

2

3. Stehe aufrecht und spreize die Beine so weit wie möglich, ohne die Balance zu verlieren.
Strecke die Unterarme entspannt nach vorne aus und halte sie parallel zum Boden.
Beginne in großen und ruhigen, möglichst vollständigen Kreisen die Hüften zu drehen. Die Bewegung kann rechts oder links herum sein. Dauer: 2 Minuten.

Diese Übung massiert den Rücken, wo du sonst nie massiert wirst. Sie kann deinen Willen stärken, zu kämpfen, anstatt klein beizugeben.

4. Bleibe in der gleichen Standposition wie in Übung Nr. 3. Beuge dich nach vorne und beginne, die gestreckten Arme zu kreisen. Der linke Arm dreht sich gegen den Uhrzeigersinn und der rechte entgegengesetzt: circa eine Drehung pro Sekunde.
Während du drehst, komme langsam hoch und beuge dich dann nach hinten. Nimm dir etwa 15 Sekunden Zeit für einen Zyklus und praktiziere diese Übung für 1 - 2 Minuten.

Diese Übung schenkt dir Durchhaltevermögen und stärkt klares Denken.

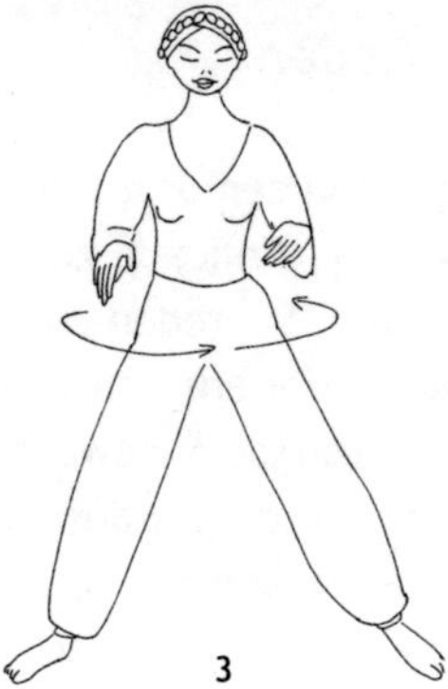

3

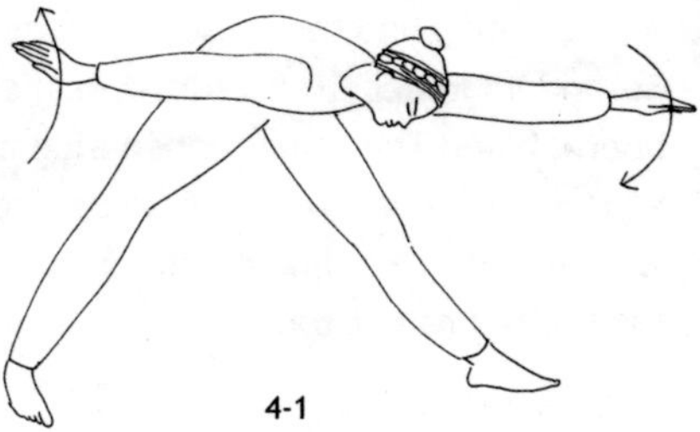

4-1

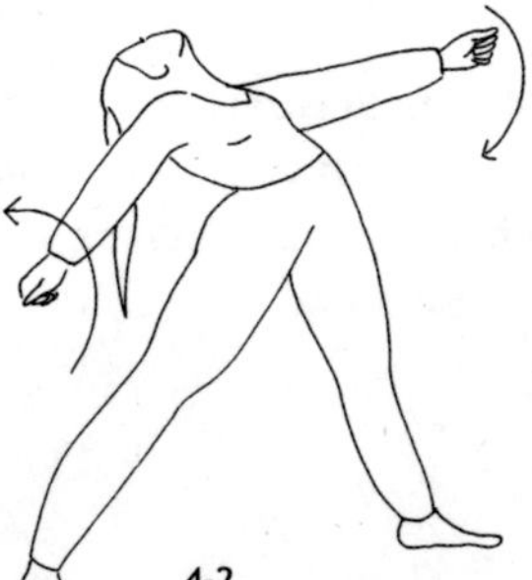

4-2

Zeit zum Reden

In Indien gibt es in einigen Gegenden den Brauch der "Peanut Hour". Es ist eine Zeit am Nachmittag, zu der Frauen sich treffen und Nüsse essen. Sie reden über ihre Probleme, tauschen sich untereinander aus und beraten sich gegenseitig. Es ist eine sehr gesunde Angewohnheit, denn Frauen lieben und brauchen diesen Austausch. Aufgrund ihrer Intuition gelang es ihnen schon oft gemeinsam, viele Probleme auf diese Weise aus der Welt zu schaffen. Leider ergeben sich durch unseren modernen Lebensstil wenig Gelegenheiten zu so einem netten Beisammensein. Besonders in der Großstadt ist es nicht üblich. Manchmal übernehmen Therapiegruppen eine ähnliche Funktion. Warum versuchen wir nicht selbst, so ein regelmäßiges Treffen mit Freundinnen oder Bekannten zu organisieren? Es könnte uns gut tun!

"Wenn eine Frau ihr Bewusstsein erhebt, verändert sich das Leben von Generationen, erhebt sich der ganze Kosmos."

Yogi Bhajan

Im Kreis der Frauen

Wie wäre das Leben wohl,
wenn es einen Platz für dich gäbe,
wo du hingehen könntest.
Einen Platz für dich,
an dem du mit deiner Mutter sein könntest,
mit deinen Schwestern, deinen Freundinnen,
mit den Großmüttern, den Ur- und Ururgrossmüttern?
Ein Platz für Frauen zum Sein, zum Sein als Frau.
Weit weg von den Anforderungen des Alltags.
Ein Platz für deine Tränen, deinen Schmerz,
deinen Ärger und deine Liebe.
Ein Platz, der dich nährt und unterstützt
auf deinem Weg zu dir selbst.
Wo du Vertrauen und Hilfe fändest,
um ganz du selbst zu sein.

Ein Platz für Frauen.........

(J. Duerck, Circle of Stones)

Lass dich beschenken-Meditation

Ausführung:
Sitze in meditativer Haltung mit geradem Rücken.
Forme mit beiden Händen eine Schale. Die Handkanten liegen aneinander. Halte die Hände auf Höhe des Herzens mit einem kleinen Abstand zum Oberkörper.
Die Augen sind etwa 1/10 geöffnet, dürfen sich aber während der Meditation auch schließen. Lasse den Atem entspannt fließen.

Stell' dir vor, du wirst mit Segnungen überhäuft.
Lasse sie in deine Hände fallen, dich durchströmen.
Lasse es geschehen, fühle dich beschenkt mit
Gesundheit, Glück, Wohlstand.

Die Meditation kannst du so lange machen, wie du möchtest. 11 Minuten sind eine gute Zeit.

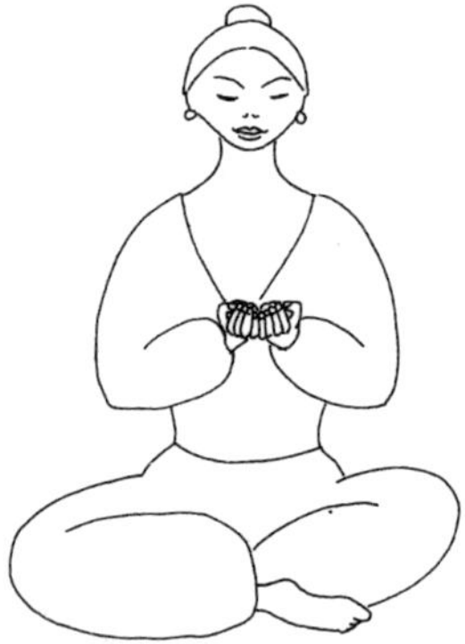

Alles Gute kommt zu dir.
Bist du bereit,
es zu empfangen?

Jeder Tag ist wie ein Geschenk.

Wenn du morgens wach wirst, segne dich selbst und sage zu dir:

"Gesegnet sind meine Hände, die so viel für mich tun und gesegnet sind meine Füße, die mich tragen. Gesegnet sei auch mein Kopf, der für mich arbeitet, und gesegnet sind meine Augen, die für mich sehen. Ich segne meinen Körper, der eine wundervolle Schöpfung ist."

Diese Übung wird in dir ein Gefühl von Dankbarkeit und Zufriedenheit erzeugen. Damit erschaffst du dir eine innere Harmonie, die unabhängig von äußeren Umständen ist, frei von Zustimmung oder Ablehnung.
Wer sich nach Liebe sehnt, ist emotional abhängig und unzufrieden. Liebe und Anerkennung zu verschenken, macht uns hingegen innerlich frei und unabhängig.
Wir erzeugen in unserem Herzen somit ein harmonisches Kraftfeld. Diese innere Harmonie in unserem Herzen ist der sichere Weg zu einem zufriedenen Leben.
Sie hat die Kraft, wie ein Magnet alles Gute in unser Leben zu ziehen.

Meditation: Heile dein Herz

Wenn dein Herz verschlossen ist und deine Energie nicht mehr fließt, dann ist diese Meditation richtig für dich. Sie stärkt deine Nerven und kann ein gebrochenes Herz heilen. Außerdem ist sie sehr entspannend.

Ausführung:
Sitze in meditativer Haltung mit geradem Rücken.
Lege deine Handflächen vor dem Gesicht zusammen, die Finger zeigen nach oben. Versuche, soweit du kannst, die Unterarme parallel zum Boden zu halten. Die Fingerspitzen der Mittelfinger liegen zwischen und auf Höhe der Augenbrauen. Schaue von innen auf den Punkt zwischen den Augenbrauen. Lasse geschehen was geschieht, aber bleibe in einer meditativen Geisteshaltung.
Sei erstaunt und gestärkt: du meditierst!
Fahre fort für 11 Minuten. Nun atme tief ein, halte den Atem, ziehe den Nabelpunkt ein.
Dann atme aus und entspanne.

Folge dem Ruf deines Herzens!

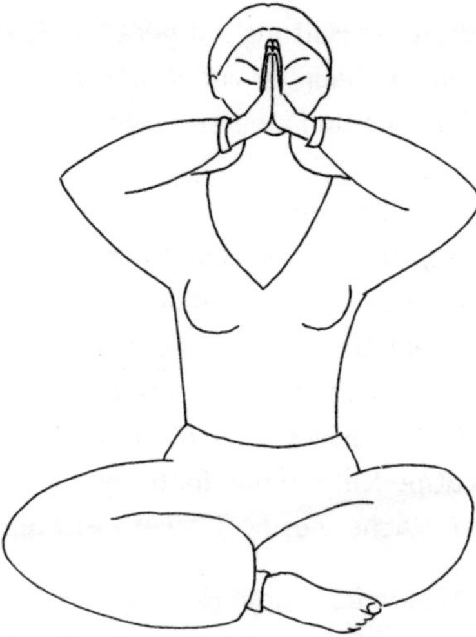

Alte Wunden heilen

Frauen haben oft tiefe innere Wunden in sich: Konflikte aus der Kindheit, tägliche Missachtungen. Meditation kann eine Hilfe sein, die manchmal tief verborgenen Schmerzen wieder zu fühlen und loszulassen. Meditation gibt uns die Stärke und Kraft, die wir brauchen, um uns nicht wieder verletzen zu lassen und stattdessen positive Energien anzuziehen.

Yoga für das Herz

1. Sitze in meditativer Haltung mit geradem Rücken. Lege die Fingerspitzen von Daumen und Ringfinger der rechten Hand und von Daumen und kleinen Finger der linken Hand zusammen.
Hebe die Arme auf Schulterhöhe und halte die Hände gerade hoch. Dabei zeigen die Handflächen nach vorn.
Atme kräftig mit Feueratem durch den Mund, dass sich deine Wangen im Rhythmus des Atmens blähen (atme vom Nabelpunkt her, 2 Finger hinter dem Nabel).
Meditiere auf diese Weise 3 ½ Minuten.
Zum Abschluss atme tief ein und halte dann den Atem für 30 Sekunden an. Mache dies noch zwei weitere Male.

2. Lege deine Hände über dein Herz, die rechte Hand liegt über der linken. Schaue mit beiden nur wenig geöffneten Augen auf die Nasenspitze und meditiere 5 Minuten. Fühle die Güte deines Herzens.

3. Ziehe die Knie zur Brust und umfasse sie fest mit den Händen. In dieser Haltung springe hoch und runter, bemühe dich – wenn auch nur kurz – vom Boden abzuheben. Übe 1 ½ Minuten.

Versuche es, es ist wirklich möglich.

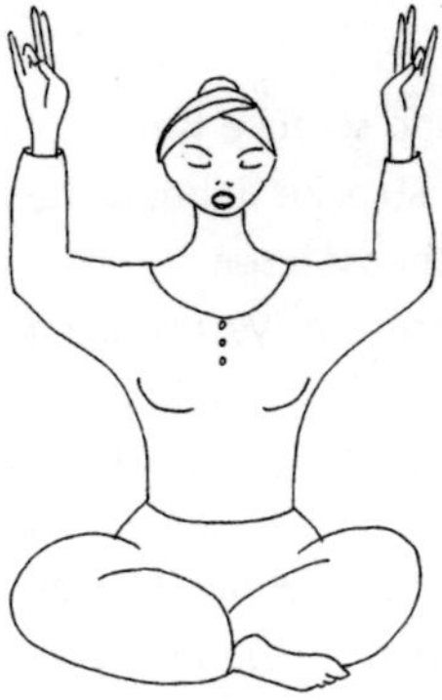

1

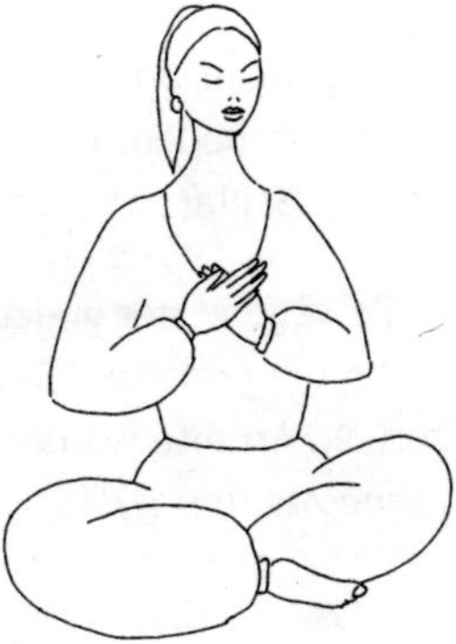

2

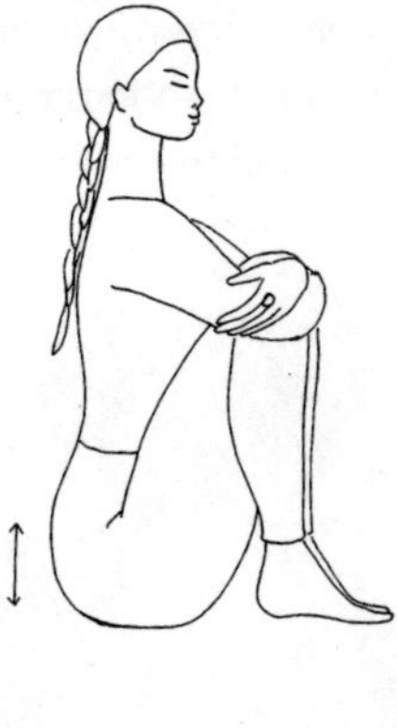

3

4. Lege dich auf den Rücken und strecke Beine und Arme im 90°-Winkel nach oben aus. Strecke dabei Arme und Beine bis in die Finger- und Zehenspitzen.
Mache deinen kräftigsten Feueratem. Verbrenne alle Gifte in deinem Körper. 3 Minuten.
Diese Übung bringt die Meridiane ins Gleichgewicht.

5. Babyposition: Setze dich auf die Fersen und beuge die Stirn zum Boden. Die Arme liegen entspannt neben dem Körper. Schlafe in dieser Haltung 6 Minuten.

6. Bewege in der gleichen Position wie in Übung 4 gleichzeitig die Arme und Beine abwechselnd ca. 40 cm vor und zurück. Arbeite wieder mit Feueratem für 2 ½ Minuten.
(ohne Abbildung)

7. Sitze mit den Händen über dem Herzen, wie in Übung 2. Singe dein Lieblingslied oder dein Lieblingsmantra aus vollem Herzen. Lasse dir dafür bis zu 14 Minuten Zeit.

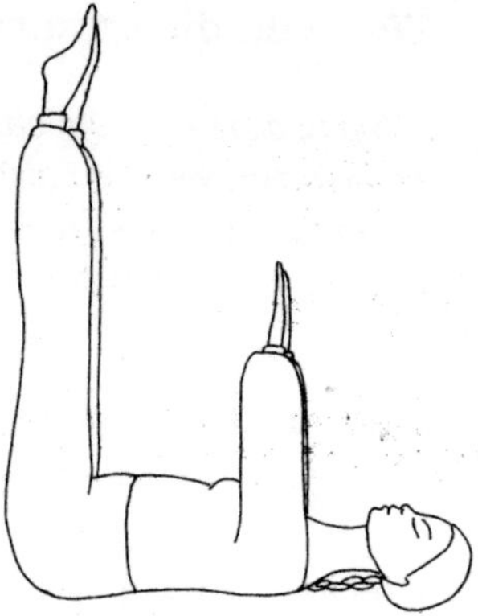

4

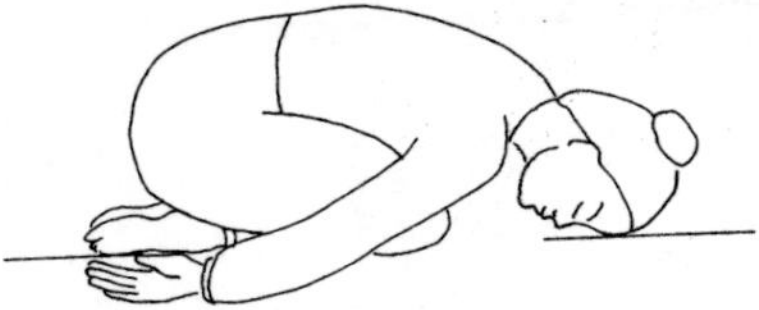

5

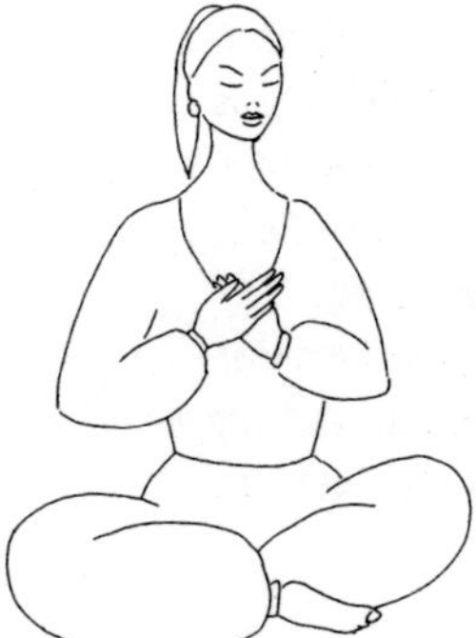

7

Wenn du dich traurig fühlst

Die folgende Übung aus dem Kundalini Yoga wirkt wie eine Medizin, wenn du dich traurig oder niedergeschlagen fühlst. Sie wird dir neue Kraft geben und dich unterstützen, wieder besser klarzukommen.

Ausführung:
Sitze mit geradem Rücken in einer meditativen Haltung. Strecke die Arme gerade nach vorn aus, parallel zum Boden.
Bilde mit der rechten Hand eine Faust und umgreife sie mit der linken Hand. Die Daumen sind nebeneinander und nach oben ausgestreckt. Schaue auf die Daumen.

Die Übung enthält eine besondere Atemtechnik:
Atme 5 Sekunden lang ein, dann atme 5 Sekunden lang aus. Halte dann den Atem 15 Sekunden aus. Erst dann atme wieder ein. Wiederhole diese Sequenz 3-5 Minuten lang.
Du kannst die Zeit der Übung langsam auf bis zu 11 Minuten ausdehnen.

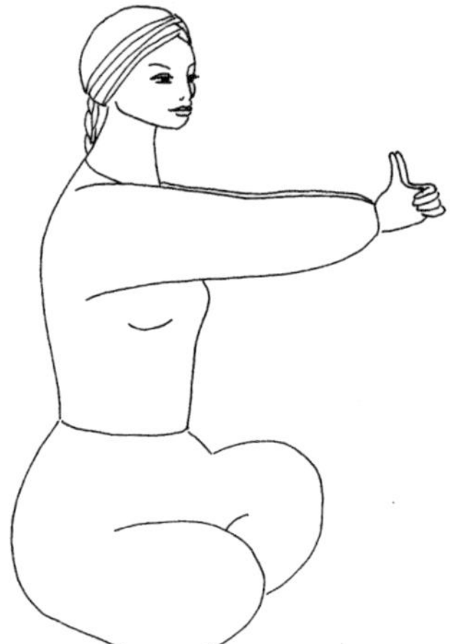

Gesang der Seele

Es gibt einen Stamm in Ost-Afrika, in dem die Kunst der wahren Intimität schon vor der Geburt gepflegt wird. In diesem Stamm wird das Geburtsdatum eines Kindes nicht von der Geburt an gerechnet, auch nicht vom Tag der Empfängnis, wie in anderen Kulturen. In diesem Stamm zählt das Geburtsdatum von dem Tag an, an dem der Gedanke an ein Kind zum ersten Mal in der Mutter erscheint.
Wenn sie sich entschieden hat, mit einem bestimmten Mann ein Kind zeugen zu wollen, geht sie allein in den Wald und setzt sich unter einen Baum. Dort sitzt sie nun und hört auf die Stille, bis sie das Lied des Kindes hören kann, welches sie hoffentlich bekommen wird.
Sobald sie dies gehört hat, begibt sie sich zurück in das Dorf und lehrt ihren Mann dieses Lied, damit sie es beim Liebe machen zusammen singen können. Dadurch laden sie die Seele des Kindes ein, sich mit ihnen zu verbinden. Nachdem das Kind empfangen wurde, singt sie ihm das Lied vor. Danach bringt sie es den alten Frauen und Hebammen des Dorfes bei, damit das Kind während des Geburtsprozesses und während des wunderbaren Momentes der Geburt mit diesem Lied begrüßt wird.
Nach der Geburt lernen auch noch alle Dorfbewohner das Lied ihres neuen Mitgliedes und singen es ihm vor, wenn es gefallen ist oder sich verletzt hat. Es wird auch in Zeiten des Triumphes gesungen, bei Ritualen oder Initiationen. Das Lied wird Teil der Hochzeitszeremonie, wenn das Kind aufgewachsen ist; und am Ende des Lebens, wenn seine oder ihre geliebten Verwandten und Freunde sich um das Totenbett versammeln, wird es zum letzten Mal gesungen.

Aus: Th. R. Verny: "Birth and Violence" in: Internationale Zeitschrift für pränatale und perinatale Psychologie und Medizin, Vol. 9, Nr. 1.

Gebrauche deine weibliche intuitive Intelligenz

Viele Frauen haben ihre größten Erkenntnisse nicht über das Denken und Grübeln bekommen, sondern in entscheidenden Momenten durch ihre Intuition.

Frauen sind mit weitaus mehr Intuition ausgestattet als Männer. Sie brauchen sie, weil sie für ihre Kinder mitentscheiden müssen.
Die ganze Welt aber hält den Verstand für das Wichtigste. Der Verstand hat seine Funktion, er kann Dinge erklären und verständlich machen, und in diesem Sinne ist er durchaus wichtig und nützlich.

Die Wahrheit der Intuition, der inneren Stimme und des Herzens jedoch berührt die Bereiche höheren Bewusstseins. Deine Bereitschaft ist nötig, um eigene begrenzte Gedankenmuster und Vorstellungen aufzugeben und dich deiner inneren Stimme anzuvertrauen. Dann aber wird das Leben spannend. Du lässt zu, dass sich etwas verändern kann und überholte Muster überwunden werden.

Meditation für intuitive Intelligenz

Setze dich in eine meditative Haltung. Forme mit den Armen einen Kreis vor deinem Körper.
Die Hände liegen übereinander mit den Handflächen zum Körper hin, auf Augenhöhe. Die Daumen sind gerade nach oben gestreckt. Atme langsam und schließe die Augen.
Dauer der Meditation: 11 Minuten.

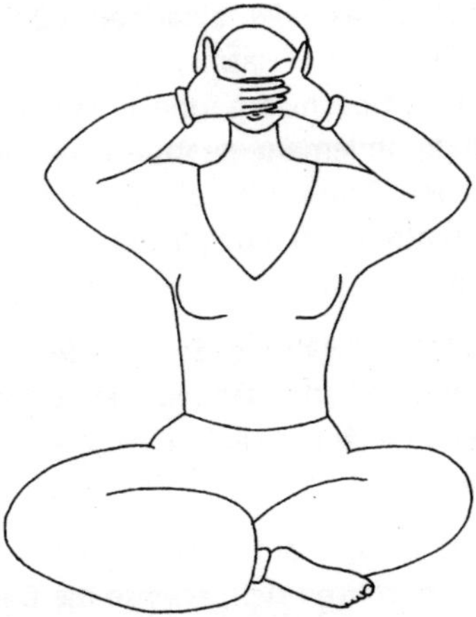

"Erfahre, dass die Schöpferin, die die Planeten in ihrer Bahn hält, sich auch um deine Alltagsdinge kümmern kann."

Yogi Bhajan

Yoga des intuitiven Wissens

Diese Übungsreihe erhöht deine intuitiven Fähigkeiten. So kannst du wahrnehmen, was hinter den Dingen steckt.

1. Sitze in meditativer Haltung. Beuge den linken Ellenbogen, so dass die Hand vor dem Herzzentrum liegt und die Handfläche flach ausgestreckt nach unten zeigt.
Der rechte Arm ist in einem 60°-Winkel schräg nach vorne und oben ausgestreckt. Schließe die Augen und atme langsam und bewusst. Verlangsame die Atmung immer weiter. Das Ziel liegt bei 20 Sekunden einatmen, 20 Sekunden halten, und 20 Sekunden ausatmen.
Spüre die göttliche Gegenwart. Übe 11 Minuten lang. Beende die Übung, indem du einatmest, den Atem anhältst und dabei 10 Sekunden alle Muskeln im Körper anspannst. Dann atme durch den Mund aus, intensiv wie ein Kanonenschuss.

2. Sitze in meditativer Haltung. Strecke die Arme gerade aus, lege die Handflächen zusammen und überkreuze die Daumen. Schließe die Augen und pfeife 7 Minuten lang ein Lied deiner Wahl.

3. Forme mit den Händen auf Augenhöhe das Lotusmudra: Die Handgelenke berühren sich, ebenso die Daumenballen und Daumen, sowie die Spitzen der kleinen Finger.
Die Handinnenflächen sind jedoch voneinander gestreckt und die restlichen Finger sind wie Antennen so weit wie möglich nach aussen und oben gestreckt.
Entspanne den gesamten Körper, und halte die Handposition gerade und korrekt mit geschlossenen Augen für 3 Minuten.

4. Beende die Übung: Atme ein, lege die Handflächen vor dem Herzzentrum aneinander und presse sie so stark du kannst aneinander. Halte solange wie möglich, atme aus und wiederhole dies für zwei weitere Atemzüge.

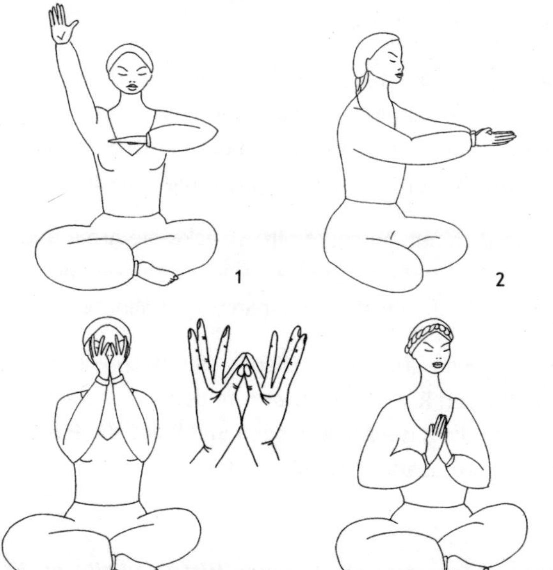

Es kann sein, dass beim Meditieren Emotionen wie Ärger, Wut oder Angst in dein Bewusstsein kommen. Dies gehört dazu, es ist ein durchaus möglicher Teil des Meditationsprozesses. Es bedeutet, dass dein Unterbewusstsein sich während der Meditation reinigt.

Die "Vier U"
Ein Yogaset für Selbstsicherheit

1. Lege dich 2-3 Minuten auf den Rücken, die Arme und Beine sind im 90°-Winkel nach oben gestreckt, die Handflächen zeigen nach vorne. Entspanne in dieser Haltung.

2. Hebe die Beine aus der Rückenlage über den Kopf, parallel zum Körper, die Arme liegen über dem Kopf flach am Boden nach hinten gestreckt. Halte diese Position für 2-3 Minuten und entspanne dich dabei.

3. Setze dich nun aufrecht hin. Strecke die Arme und Beine nach vorne aus. Die Handflächen zeigen nach unten. Halte die Position entspannt. 2-3 Minuten.

4. Stelle dich aufrecht hin. Beuge dich nach vorne und halte den Rücken parallel zum Boden, strecke ihn nach vorn. Lass die Arme hängen und halte die Position möglichst entspannt für 2-3 Minuten.

Diese Übungsreihe stärkt deine Mitte und gibt dir Kraft und Sicherheit. Wenn du möchtest, kannst du die Zeit für jede Übung langsam auf 5 Minuten erhöhen.

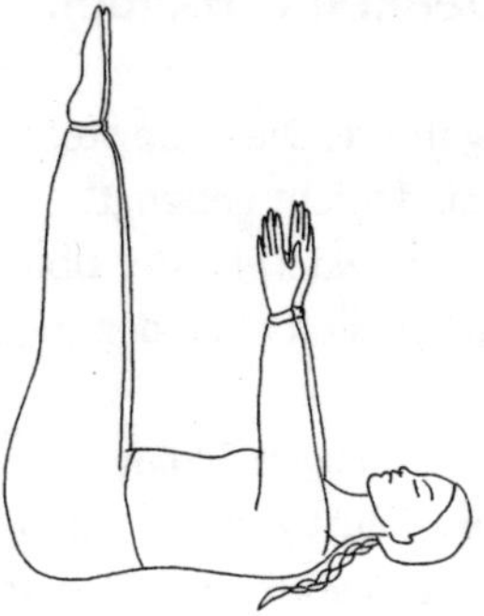

1

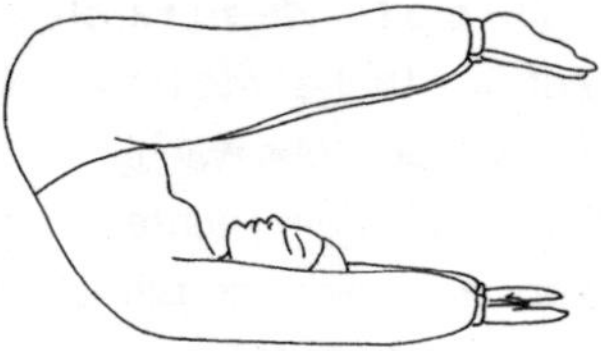

2

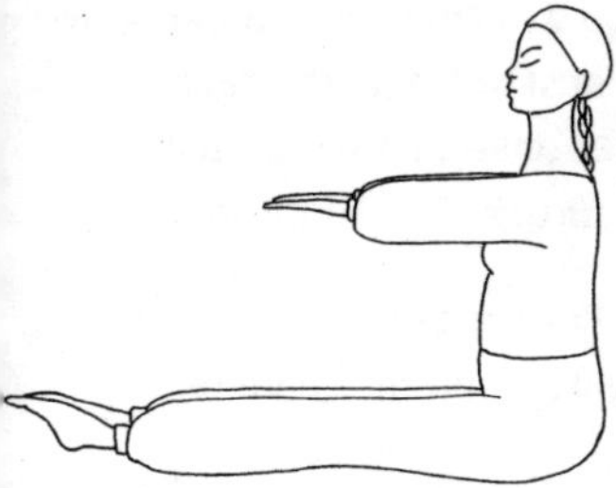

3

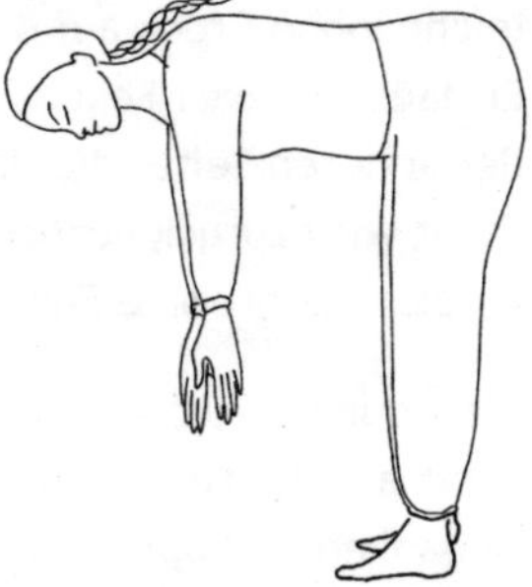

4

"Es sind nicht die Umstände des Lebens, die wirklich zählen, sondern dein Mut, mit dem du ihnen entgegentrittst."

Yogi Bhajan

Übung für effektives Denken & Handeln

Diese Übung wird im Stehen ausgeführt. Die Füße stehen etwas auseinander und die Knie sind leicht gebeugt.
Balle die Hände zu Fäusten, halte sie während der Übung auf Brusthöhe, die Handinnenflächen sind einander zugewandt. Sei sehr wach.
Führe mit dem rechten Arm einen kräftigen Schlag nach vorn aus, ziehe zeitgleich die linke Faust zurück. Dabei springst du mit dem rechten Fuß nach vorn und mit dem linken Fuß nach hinten.
Komme mit einem leichten, schnellen Sprung zurück in die Ausgangsposition. Der gesamte Bewegungsablauf soll leicht, ohne Druck auf die Wirbelsäule ausgeführt werden. Er dauert circa 1 Sekunde. Übe 2-3 Minuten, dann übe auf der anderen Seite: die linke Faust schlägt, die rechte Faust wird zurück gezogen, der linke Fuß wird nach vorn gesetzt, der rechte Fuß geht zurück. 2-3 Minuten.

Die Übung wird zwar mit den Beinen gemacht, aber sie wirkt auf das Gehirn. Sie ist gut, wenn dir zu viele Gedanken im Kopf herumkreisen.

Körperliche Aktivität unterstützt dich darin, schnell und effektiv zu denken.

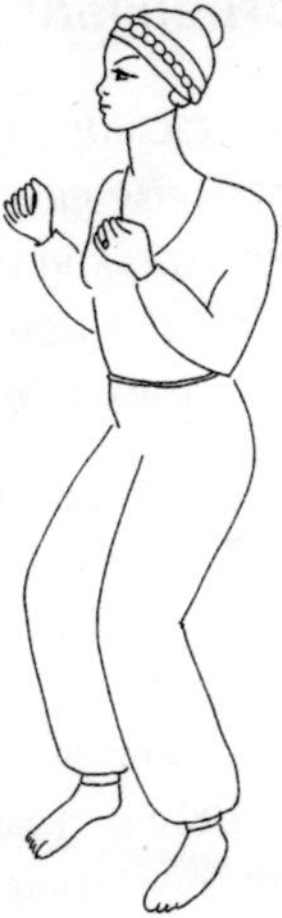

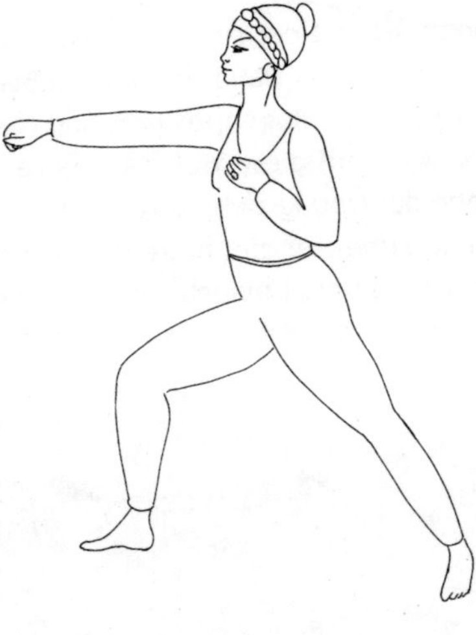

Brustkrebs vorbeugen!

Jedes Jahr erkranken allein in Deutschland rund 18.000 Frauen an Brustkrebs. Glücklicherweise gibt es einige Dinge, die wir Frauen zur Vorsorge tun können. Grundsätzlich empfehlenswert sind alle Übungen, die den Brustbereich gut durchbluten. ***Spezielle Übungen:***

1. Lege dich auf den Bauch und ergreife mit beiden Händen das Fußgelenk des linken Beines. Ziehe daran den ganzen Oberkörper hoch und rolle nun auf dem Bauch vor und zurück. Koordiniere die Bewegung mit dem Atem.
Wenn du dich nach vorne bewegst, atme aus. Wenn du zurückrollst, atme ein. Dauer der Übung: 1 Minute.
Wechsle die Beine und wiederhole die Übung für 1 Minute.

2. Nun greife mit der rechten Hand das rechte Fußgelenk und mit der linken Hand das linke Fußgelenk. Ziehe dich nach oben in die **Bogenposition** und rolle wieder vor und zurück. Rolle auf diese Weise 1 Minute lang.
Am Ende der Übung ziehe dich noch einmal kräftig nach oben und atme tief ein, halte den Atem an, halte die Spannung am Nabel einen Moment und dann atme aus.
Lege den Kopf auf die Seite und entspanne auf dem Bauch.

1

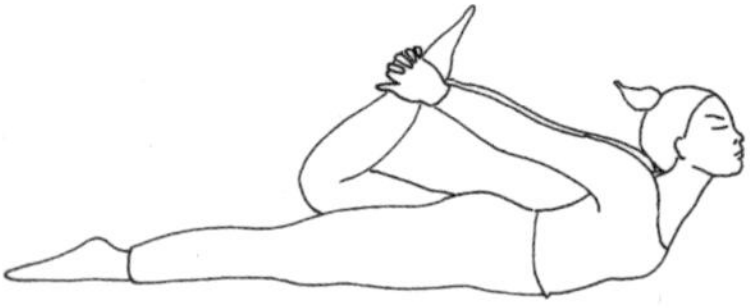

2

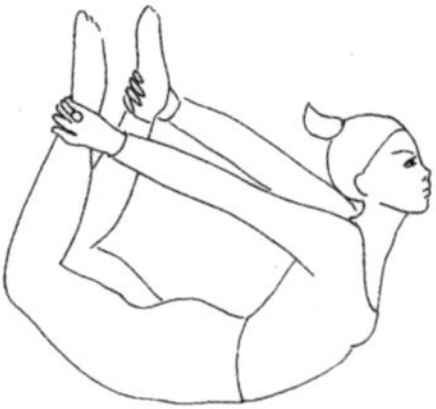

Yogi Tipps zur Vorbeugung von Brustkrebs

- Versuche unterdrückten Ärger aufzulösen und stehe zu dir.
- Schau, was dir Freude macht und verwirkliche es.
- Entgifte deinen Körper regelmäßig, chemische Gifte können sich im Fettgewebe der Brust ansammeln.
- Gehe in die Sauna, trinke viel Wasser.
- Massiere deine Brüste unter der kalten Dusche oder bürste und massiere sie in trockenem Zustand.
- Vermeide möglichst Elektrosmog oder sonstige Strahlenbelastung.
- Meditiere 10 Minuten vor dem Schlafengehen.
- Schlafe im Dunkeln und vermeide Nachtarbeit.
- Sorge für gesunde Ernährung und viel Bewegung.
- Achte darauf, dass deine Nahrung nicht für längere Zeit mit Plastik in Berührung kommt.
- Bevorzuge naturbelassene Nahrungsmittel ohne Konservierungsstoffe.
- Vorsicht bei Zucker, Alkohol und Zigaretten.
- Vorteilhafte Nahrungsmittel sind Tofu, grüner Tee, Miso.
- Algen sind ebenfalls gut, sie enthalten Jod.
- Täglich 2 Esslöffel kalt gepresstes Leinöl.
- Roher Weißkohl als Saft oder im Salat unterstützt die Leber, und hilft dabei, Östrogen und Gifte abzubauen.
- Sorge für ausreichende Bewegung, mache Yoga, tanze oder jogge.

Quelle: "A Call to Woman" von Sat Dharam Kaur

Selbstregulierung der Wirbelsäule

Immer Ärger mit dem Rücken? Fast jede Frau klagt dann und wann einmal über Rückenschmerzen. Zu viel Stress und Belastungen wirken sich ungünstig auf die Wirbelsäule aus. Dagegen kann frau etwas tun.

1a. Baumposition: Stelle dich aufrecht hin und lege deine Handflächen vor dem Herzen aneinander. Hebe das linke Bein und platziere die Fußsohle auf die Innenseite des rechten Oberschenkels, so dass die Ferse die Leiste berührt. Bleibe 2 Minuten so stehen und finde dein Gleichgewicht.

1b. Strecke die Arme gerade über den Kopf. Halte die Handflächen zusammen und die Ellenbogen möglichst gerade. Balanciere so für 2 Minuten.

1c. Nun wechsle die Seiten und wiederhole 1a und 1b auf der rechten Seite.

Es kann am unteren Ende der Wirbelsäule einen leichten Druck geben, wobei alle Wirbel automatisch auf die richtige Stelle gerückt werden. Bei Frauen ist diese Fähigkeit zur Selbstkorrektur stärker ausgeprägt als bei Männern. Diese Übung ist bei Menstruationsproblemen zu empfehlen.

2. Stehe aufrecht, die Fersen liegen aneinander und die Zehen stehen im 60°-Winkel auseinander. Verschränke die Finger und lege die Hände auf den Kopf. Aus dieser Position heraus beuge die Knie und senke deinen Körper nach unten. Beachte, dass du dabei die Fersen auf dem Boden lässt. Halte den Rücken gerade, auch wenn der untere Rücken sich etwas nach vorne beugt um die Balance zu halten. Schaue gerade nach vorne, dies hilft die Balance zu halten.

Atme ein, wenn du unten bist und atme aus, wenn du wieder nach oben kommst. Nimm dir 5 Sekunden Zeit, um dich nach unten zu bewegen und ebenfalls 5 Sekunden für die Aufwärtsbewegung. Wiederhole diesen Zyklus 21 mal.

Diese Übung justiert und balanciert die Bandscheiben des unteren Rückens.

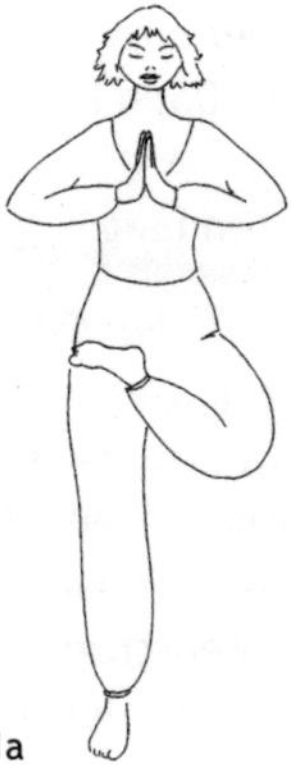

1a

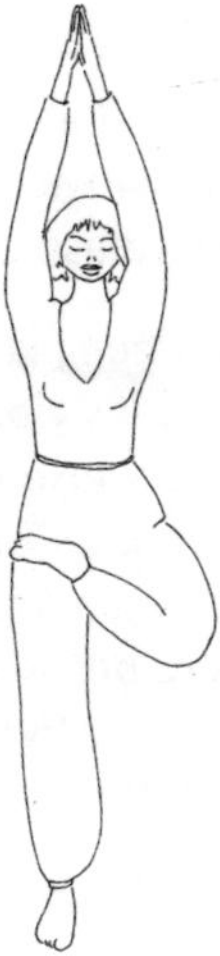

1b

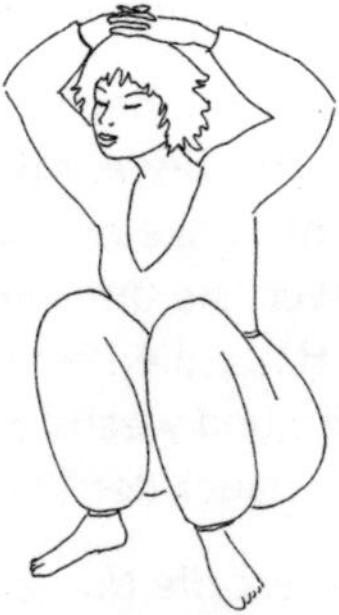

2

3. Aus der stehenden Position heraus spreize die Beine so weit du kannst. Beuge dich von der Taille aus nach vorn und bringe die Hände an die Zehen.
Beuge die Knie und bringe den Rücken parallel zum Boden. Halte den Kopf nach oben und bewege den unteren Rücken und den Po 11 mal hoch und runter. Die Position des Kopfes verändert sich dabei nicht.
Atme ein beim Hochkommen und aus beim Herunterkommen.
Stehe auf und atme einige Male tief durch. Dann kannst du die Übung wiederholen.
Praktiziere diese Übung insgesamt 3 Minuten lang.

Diese Übung korrigiert den Ischiasnerv in den Oberschenkeln. Es gibt keine andere Übung, die dies vermag. Normalerweise sollte bei Frauen der Ischiasnerv nicht schmerzen. Es kann aber vorkommen, wenn er nicht an der richtigen Stelle liegt. Diese Übung vermindert den Schmerz des Ischiasnervs während der Menstruation, sexueller Aktivität oder bei Krämpfen, oder während jeder Aktivität, die den Ischiasnerv beansprucht.

4. Stehe aufrecht und spreize die Beine so weit es geht. Strecke dich zur rechten Seite, der rechte Arm bewegt sich zum rechten Fuß und der linke Arm wird nach oben über den Kopf gestreckt. Wechsle die Seiten und strecke dich nun zur linken Seite. Halte die Position jeweils für 10 Sekunden auf jeder Seite und wechsle langsam, ohne zwischendurch zu stoppen. Dauer der Übung: 2-3 Minuten.

Diese Übung balanciert die Nackenmuskeln.

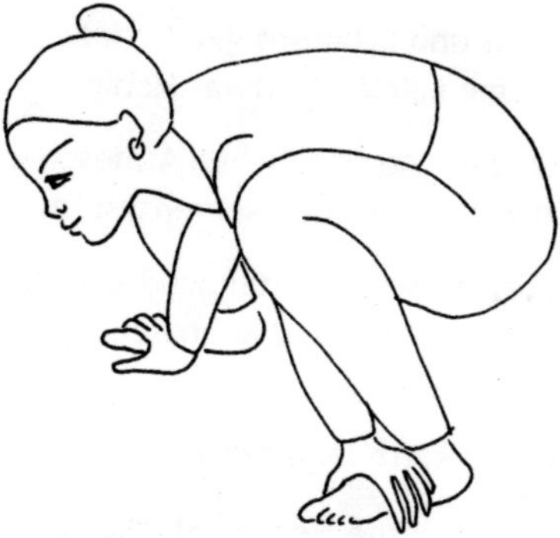

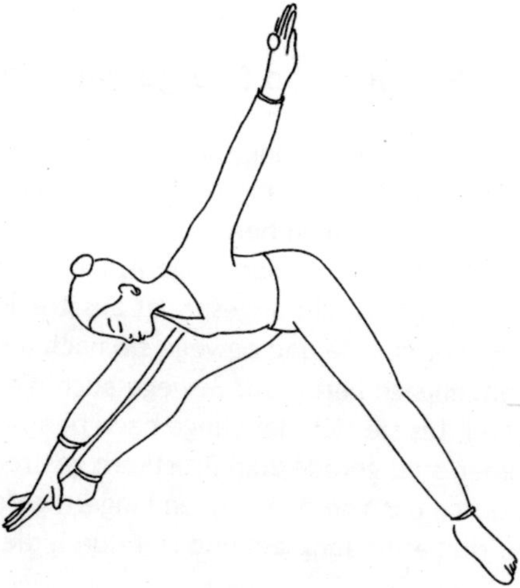

Yogi Tipps, die deine Nerven stärken

- Bei Nervosität und Schlaflosigkeit trinke ein Glas warme Milch mit etwas Honig.
- In einer ruhigen und friedlichen Atmosphäre zu essen, ist gut und wichtig für das Nervensystem.
- Eine Fußmassage wirkt beruhigend auf die Nerven. Massiere mit Mandelöl und Knoblauchsaft, oder Mandelöl mit Ingweröl.

Sehr effektiv sind kalte Duschen zur Nervenstärkung.

Lebensmittel, die deine Nerven stärken:
Sellerie, Ingwer, Yogi Tee, Nelken, Oliven.

Heilung und Energetisierung

Sitze in meditativer Haltung, hebe die Arme vor den Brustkorb, so dass sich die Unterarme von den Ellenbogen bis zu den Handgelenken berühren.
Bilde einen Lotus mit deinen Fingern, indem du die Finger gerade und voneinander abgespreizt ausstreckst. Halte die kleinen Finger gerade und bewege sie nach innen, bis die Fingerspitzen sich berühren. Bewege auch die Daumen nach innen, bis sie sich der Länge nach berühren.
Die Daumen sind gerade zum Brustkorb gestreckt.
Schaue durch das von den kleinen Fingern geformte kleine Dreieck. Nun atme langsam und tief durch die Nase ein,

bis die Lungen komplett gefüllt sind. Verschließe beide Nasenlöcher, indem du die Spitzen der beiden Daumen gegen sie presst.
Halte den Atem so lange wie möglich an, entferne die Daumen langsam von den Nasenlöchern und atme aus.

Halte nun den Atem so lang wie möglich aus.
Atme wieder ein und schließe die Nasenlöcher wieder mit den Daumen. Fahre so fort, beginne mit 3 Minuten und erhöhe die Übungszeit auf bis zu 11 Minuten.

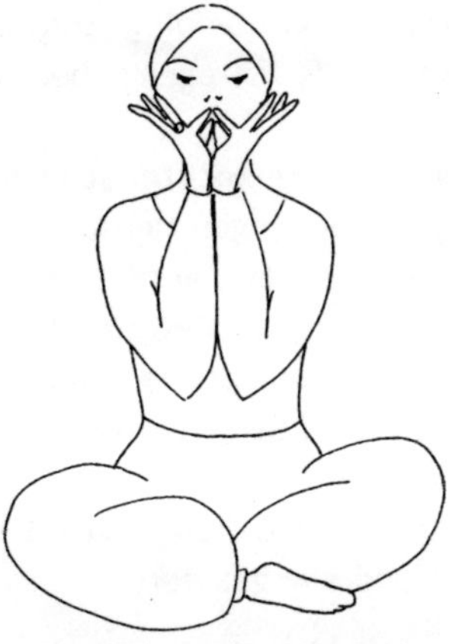

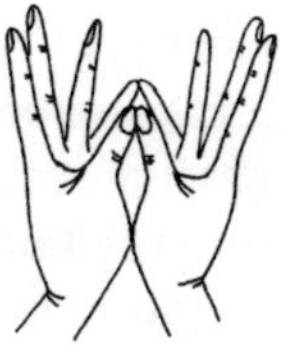

Gibt es einen Bereich in deinem Körper, den du stärken möchtest, so konzentriere dich in Gedanken auf diesen Körperteil, während du diese Atemübung ausführst.

Nahrungsmittel, die Frauen gut tun

Kamillentee – die beste innere Kosmetik.
Safran – echter Safran hilft bei Haut- und Haarproblemen und hält jung.
Zitrone – ein guter Ersatz für Salz.
Gedünstetes Gemüse – Die beste Nahrung für jeden Tag.
Öle – Mandel-, Oliven- oder Sesamöl sind gut für Frauen.
Ghee* – geklärte Butter. Bester Ersatz für Butter.
Zwiebeln, Ingwer, Knoblauch – sie stärken die Nerven und reinigen den Körper.
Gelbwurz* – innere Medizin für den Körper. 10 Minuten in Milch kochen oder beim Gemüsedünsten dazugeben.
Vitamin E, Chlorophyll, Mandelöl, gedünstetes Gemüse – hilft Frauen, die zuwenig Östrogen haben, wie in den Wechseljahren.
Lecithin, Vitamin E und gekochter schwarzer Pfeffer – hilft Frauen bei einer zu langen Menstruation.
Feigen, Birnen, Orangensaft, Aprikosen, Pflaumen, Pfirsiche, Papayas, Rosinen, Datteln, Wassermelonen, Bananen, grüne Chilis, das Grüne von der Roten Beete, und Gemüse, Nüsse und Samen – das sind alles sehr gute Nahrungsmittel für Frauen.
Yogi Tee*– wichtig für jede Frau. Yogi Tee reinigt das Blut, stärkt die Nerven und energetisiert.

Nicht vergessen: Iss in ruhiger und angenehmer Atmosphäre. Lass' dir Zeit, kaue gut, zelebriere deine Mahlzeit. Sei gut zu dir selbst.

* Siehe auch Anhang

Yogi Tipps: Frauen und Ernährung

- Alles, was Frauen zu sich nehmen, sollte ihren Körper nach 18 Stunden wieder verlassen haben. Bitte beobachte es einmal. Es ist ein Zeichen dafür, ob dein Verdauungssystem gut funktioniert.

- Bis zum 18. Lebensjahr kann eine Frau ungesunde Gewohnheiten verkraften, zwischen dem 18. und 36. Lebensjahr kann sie ungesunde Lebensweisen zum Teil wieder ausgleichen. Vom 36. Lebensjahr an kann ihr Körper ungesunde Gewohnheiten nur noch schwer kompensieren.

- Zwei feste Mahlzeiten pro Tag und zusätzlich zwei Mahlzeiten in flüssiger Form wären aus yogischer Sicht die beste Ernährungsweise für das weibliche Verdauungssystem. Dazu gehört ein leichtes **Frühstück**, im Idealfall als Getränk mit Milch oder Saft. Keine festen Nahrungsmittel vor 10 Uhr morgens. Erst dann beginnt der Verdauungsapparat wirklich zu arbeiten. **Mittags** können Frauen dann alles essen, was ihnen gefällt, und was sie auch verdauen können.
Am **Nachmittag**: Ein weiteres schönes und phantasievolles Getränk. Ein leichtes **Abendessen**: Gemüse, Salat oder Suppe. Das wäre die ideale yogische Diät.

- Bitte esse nicht zu spät, denn dein Verdauungssystem geht schon früh schlafen. Lasse zwischen dem letzten Essen und der Bettruhe am besten 3 Stunden vergehen.

- Du merkst, im Yoga und Ayurveda dreht sicht vieles um die Fähigkeit, deine Nahrung auch wirklich verdauen zu können. Während wir sagen: “Der Mensch ist, was er/sie isst”, heißt es im Yoga eher:

"Der Mensch ist, was er/sie verdauen kann."

Iss dich gesund und schön!

Fasten ist nicht immer vorteilhaft für Frauen. Es sollte außerdem unter fachgerechter Anleitung geschehen. Diäten sind für Frauen viel besser geeignet.

Diät mit grünem Gemüse:
Probiere einmal, einige Tage lang nur grünes, gedünstetes Gemüse zu essen. Alle grünen Gemüse können dabei helfen, eine unregelmäßige Menstruation zu korrigieren. Und du wirst dich besser fühlen.

Weizendiät:
Für den Darm, die Haut und die Ausstrahlung des Gesichtes ist es gut, einmal pro Woche nur Weizen zu essen.
In diesen Weizenkörnern liegt eine enorme Kraft: sie gut zu kauen, stärkt Zahnfleisch und Zähne und verbessert den Geschmackssinn. Weil sie den Darm reinigen und damit den ganzen Körper und auch die Haut beeinflussen, gibt es kaum etwas Besseres für deine Schönheit.
Frauen, die regelmäßig einmal pro Woche Weizenkörner zu sich nehmen, gehen außerdem leichter durch die Wechseljahre. Am besten ist es, damit schon in jungen Jahren anzufangen.

Zubereitung: Weiche Weizenkörner über Nacht ein, koche sie ca. 2 Stunden und esse sie mit etwas Milch und Honig (oder auch nur mit etwas Sojasauce).

Yogi Tipps für den Alltag

Sexualität. Frauen sollten wissen, dass ihre Aura nachhaltig von intimen, sexuellen Beziehungen geprägt wird. Diese hinterlassen eine Art Abdruck in der Aura, der dort für immer verbleibt. Das ist beim Mann nicht der Fall.

Entspannen. Für Frauen ist tiefe Entspannung wesentlich. Je tiefer sie Körper und Geist entspannen können, desto näher sind sie bei sich selbst. Frauen sollten mindestens 2 mal am Tag 11 Minuten lang auf dem Rücken entspannen, das verlangt ihre besondere weibliche Konstitution.

Massage gegen Stress. Der weibliche Organismus ist zarter und empfindsamer als der männliche. Stress äußert sich zuerst als Spannung in den Eierstöcken. Entspannend wirkt eine Massage des Bauches in der Eierstockgegend.

Öle zum Massieren: Olivenöle und Mandelöle sind sehr gut für deine Massagen. Sie werden vom Körper vollständig absorbiert, wenn du es dir gönnst, dich für 10-15 Minuten selbst zu massieren. Ruhe danach 10-15 Minuten aus. Schliesse diese schöne Massage mit einer kalten Dusche ab. Sie wird sich danach überhaupt nicht mehr kalt anfühlen.

Workout. Frauen brauchen körperliche Fitness. Ihr Organismus braucht es, einmal am Tag ordentlich zu schwitzen. Dies verhindert Übergewicht.

Gehen. Lange Entfernungen zu Fuß zu gehen, ist eine der wichtigsten Übungen für Frauen. Yogi Bhajan empfahl Frauen, täglich zwischen 3 und 6 km zügig zu gehen.

"Zwei Sachen solltest du täglich tun:
Einmal schwitzen und einmal lachen."

Yogi Bhajan

Bibliographie:

Yogi Bhajan, **The Ancient Art of Self-Healing**, Eugene/Oregon, 1982.
Yogi Bhajan, **Yoga for Health and Healing**, (zusammengestellt von A. Clagett und E. K. Meredith), Santa Monica/California, 1989.
Yogi Bhajan, **Slim & Trim**, (zusammengestellt von Sat Kirpal Kaur Khalsa, PhD.), Pomona/California, 1978.
Dr. Manjit Kaur Khalsa, Ed.D., Siri Tapa Kaur Khalsa, **Radiance and Victory, A Woman`s Way to Prosperity**, Los Angeles/California, 1996.
S.S. Sangeet Kaur Khalsa, **Womanheart***, 1995.
Guru Rattan Kaur Khalsa / Ann Marie Maxwell, **Transitions to a Heart-Centered World**, San Diego/California, 1988.
Shakti Parwha Kaur Khalsa, **Kundalini Yoga, The Flow of Eternal Power**, Los Angeles/California, 1996.
Guru Terath Kaur Khalsa, **The Art of Making Sex Sacred**, Santa Cruz, NM, 1998.
J.M. Levry, **Damage Control for Love Relationships****, New York, 1996.
Sat Dharam Kaur, ND, **A Call to Woman**, Quebec/Kanada, 2001.
K.R.I. (Kundalini Research Institute), Hari Charn Kaur Khalsa, **Lunar Woman: Curriculum Guidelines**, Espanola/New Mexico 1995, 2nd Edition 2000.
Dharm Darshan Kaur u. S.S. Vikram Kaur Khalsa, **Healing through Kundalini Yoga**, Los Angeles/California, 1987.

Empfehlungen weiterer Bücher:

The Gift of Giving Life, Vol. 1 (englisch), Tarn Taran Kaur Khalsa *(Schwangerschaft; für die Zeit vor der Geburt).*
The Gift of Giving Life, Vol. 2 (englisch), Tarn Taran Kaur Khalsa *(Schwangerschaft; für die Zeit nach der Geburt).*

Musik-Empfehlungen:

Adi Shakti (von S. 23):
CD **Adi Shakti** von Guru Dass;
CD **White Tantra Yoga, Vol. 1** von Nirinjan Kaur & Guruprem Singh.

Produkt-Empfehlungen:

Ghee (geklärte Butter), **Gelbwurz** (Curcuma) und **Yogi Tee**, jeweils in in Bio-Qualität, sind als Produkte in verschiedenen Grössen erhältlich.

* Buch Womanheart leider vergriffen. ** Aktueller Titel: Alchemy of Love Relationships.

Kontakt zur Autorin Har Darshan Kaur:
e-mail: Hardarshankaur@web.de

Informationen über Yoga für Schwangere erhältlich bei:
3H-Organisation Deutschland e.V. (3HO)
www.kundalini-Yoga.de

Weitere in der Pocket-Format Bücher von www.yogipress.de:

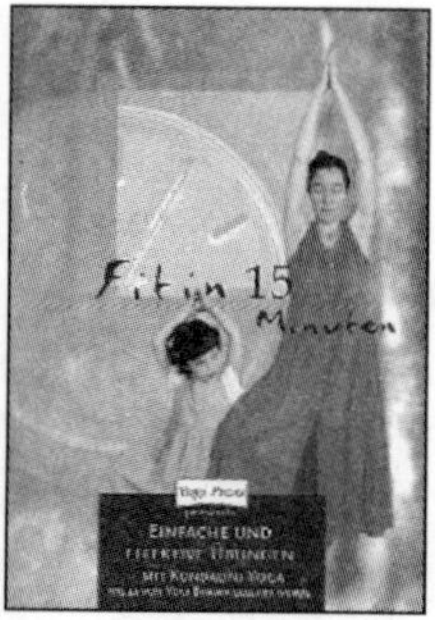

Fit in 15 Minuten
Einfache und effektive Übungen mit Kundalini Yoga
Zusammengestellt von
Sat Hari Singh Khalsa
ISBN 3-9805039-2-5

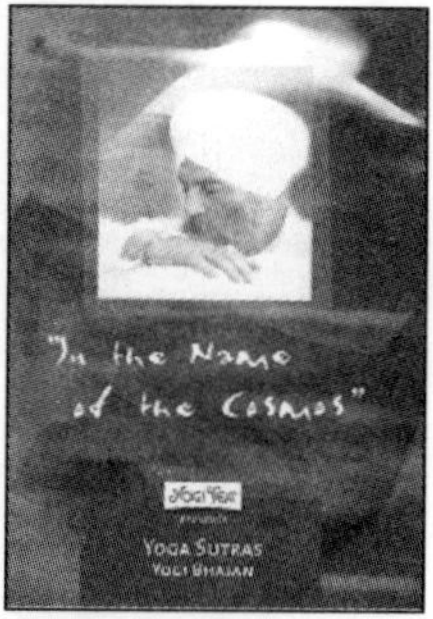

In the Name of the Cosmos
Yoga Sutras: Zitate von Yogi Bhajan
Übersetzt von
Sat Hari Singh Khalsa
ISBN 3-9805039-1-7

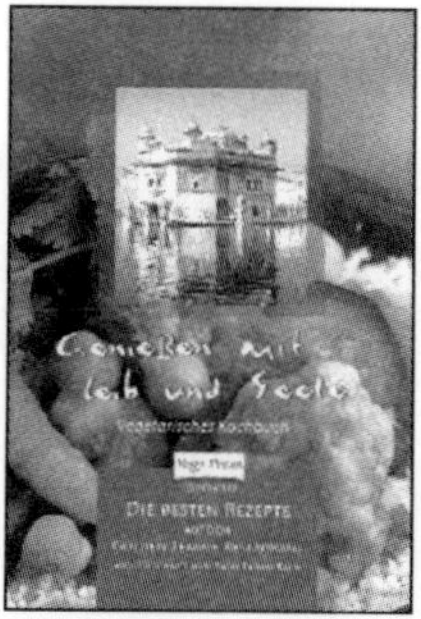

Genießen mit Leib & Seele
Die besten Rezepte aus dem Golden Temple Restaurant
Aufgezeichnet von
Tarn Taran Kaur Khalsa
ISBN 3-9805039-3-3